Abnehmen in den Wechseljahren

Alina Koch

Inhalt

Einleitung   **1**

  Hormone regulieren   4

  Prämenopause   5

  Menopause   8

  Postmenopause   10

Diätplan   **11**

  3-2-1-Diät   11

  Der Diätplan im Detail   16

  Beispiel für einen Mahlzeitenplan   24

Ernährung in den Wechseljahren   **26**

Trainings- und Bewegungsplan   **32**

  Stress   33

  Schritte   45

  Stärkung   51

  Sprints   54

  Trainings- und Bewegungsplan (Beispiel)   61

Die richtige Diät finden   **62**

  Welche Diät passt zu mir?   63

Erfolgskontrolle beim Abnehmen   **65**

  Stoffwechsel stabilisieren   65

Messen statt Wiegen   67

Wenn du kein Fett verlierst   68

Trigger und Puffer   69

Schlank werden mit Konzept   **72**

Stoffwechsel-Programm   **81**

Tracking der Ergebnisse   83

Stoffwechsel-Wert   85

Menopause-Wert   93

Figurtyp-Test – Körperform bestimmen   95

Apfel- und Birnenpunkt   98

Gewicht   101

Bonus-Messung: Kleidertest   102

Nahrungsergänzungsmittel   **103**

Hormonersatztherapie (HET)   **108**

Verweise   **110**

Haftungsausschluss   **113**

Über die Autorin   **115**

Einleitung

Klagst du über den frustrierenden Menopausen-Bauch? Eines der typischen Merkmale der Menopause ist die Gewichtszunahme bei gleichzeitiger Fettumverteilung von Hüfte zum Bauch. Es ist niederschmetternd, verwirrend und oft leidvoll. Es kann für Frauen ab 35 Jahren sehr verstörend sein. Und ein echter Albtraum, sobald man in die Wechseljahre eintritt. Du isst weniger und trainierst härter, nimmst aber trotzdem zu, besonders um den Bauch herum. Hinzu kommen Hitzewallungen, Schlafstörungen und Stimmungsschwankungen. Das Leben kann sich ungerecht anfühlen – als ob dein Körper dich verlassen hätte. Was um alles in der Welt ist hier los?

Es handelt sich um ein hormonelles Burnout, der verheerende Auswirkungen auf den weiblichen Stoffwechsel haben kann. Glücklicherweise zeigt uns die Forschung einen Weg, die Auswirkungen der Wechseljahre umzukehren. Alle Maßnahmen, die nicht mehr ausreichen, müssen infrage gestellt und schließlich zurückgelassen werden.

Die Ursache Nr. 1 für die Fettzunahme bei Frauen ab 35

Während ein hormonelles Burnout in jedem Alter vorkommen kann, betrifft er alle Frauen, die die Wechseljahre durchlaufen. Einige sind sogar einige Jahre früher betroffen. Ursächlich dafür ist ein Rückgang des Östrogens und des Schwesterhormons Progesteron. Eigentlich schwingen sie wie auf einer Wippe auf und ab. Ab dem 35. Lebensjahr, wenn der Eisprung mitunter nicht stattfindet, beginnt das hormonelle Burnout.

Der Progesteronspiegel sinkt

Der Progesteronspiegel beginnt oft ab dem Alter von 35 Jahren (Beginn der Prämenopause) zu sinken. Das Ergebnis ist meist eine Östrogendominanz. Ein niedriger Progesteronspiegel verursacht Angstzustände, Schlafstörungen, Nachtschweiß und verkürzte Menstruationszyklen.

Dann sinkt der Östrogenspiegel unkontrolliert

Als Folge davon kommt es zu einer Fettzunahme um die Körpermitte

Ein träger Stoffwechsel und ein hormonelles Ungleichgewicht verschlimmern die Symptome, die von der Prämenopause bis zur Postmenopause reichen. Es bestehen große Unterschiede in Bezug auf Ernährung und Sport bei Frauen ab 40 Jahren und bei Frauen im Alter von 20 bis 30 Jahren. Im Vergleich zu jungen Frauen verändert sich der Stoffwechsel im Alter erheblich.

Die weiblichen Hormone Östrogen und Progesteron haben einen großen Einfluss darauf, ob Frauen schlank, gesund und fit bleiben. Während der Wechseljahre unterliegen diese Hormone starken Schwankungen, bis sie schließlich auf ein niedriges Niveau sinken. Diese Veränderungen werden von einer Gewichtszunahme und einer dramatischen Gewichtsverlagerung in Richtung Körpermitte begleitet. Sobald das hormonelle Burnout ausbricht, wird dein Stoffwechsel angreifbar.

Dein Körper reagiert empfindlicher auf Kohlenhydrate

Zunächst einmal beeinträchtigt der Rückgang des Östrogens deine Fähigkeit, Kohlenhydrate zu verarbeiten. Der Grund dafür ist, dass Östrogen dem Körper hilft, den Blutzucker zu regulieren. So führt ein Östrogen-Mangel zu einem höheren Blutzuckerspiegel. Und ein hoher Blutzuckerspiegel verwandelt sich in Fett, vor allem um den Bauch herum.

Solltest du also auf Kohlenhydrate ganz verzichten? Auf keinen Fall! Dadurch wird der Stoffwechsel nur noch stärker belastet.

Dein Körper reagiert stärker auf Stress

In den Wechseljahren reagiert die weibliche Physiologie besonders anfällig für Stress. Klassische Diäten und Methoden zur Gewichtsabnahme werden vom Körper als Stress wahrgenommen, was dazu führt, dass der Stoffwechsel noch mehr aus dem Gleichgewicht gerät. Die Ernährungsphilosophie, weniger zu essen und mehr zu trainieren, ist genau der falsche Ansatz zur Bekämpfung des hartnäckigen Bauchfetts. Dies erhöht den physiologischen Stress nur noch mehr.

Nach der Menopause steigt das Stresshormon Cortisol massiv an. Bedauerlich, da der weibliche Stoffwechsel ohnehin empfindlicher auf Stress reagiert als der eines Mannes. Der Niedergang von Östrogen und Progesteron verschärft die Situation zusätzlich. Beide Hormone fördern die Wirkung der „Wohlfühlmoleküle" im Gehirn: Dopamin, Serotonin und GABA. Diese Moleküle sorgen dafür, dass du dich glücklich fühlst, entspannst und gut schläfst. Sie dienen als Schutzschild, um dich vor den schädlichen Auswirkungen von Stress zu schützen. Mit einer schwächeren Widerstandsfähigkeit gegen Stress (aufgrund von weniger Östrogen und Progesteron) bist du wesentlich anfälliger für Cortisol.

- ✘ *Es kann das Kollagen in der Haut abbauen, so dass du 5 - 10 Jahre älter aussiehst.*
- ✘ *Es kann die Muskulatur und das Knochengewebe angreifen und lässt dich dadurch weich, schlaff und zerbrechlich werden.*
- ✘ *Es bewirkt, dass sich Fett im Bauchraum anreichert.*

Hormone regulieren

Eine kalorienarme Ernährung ist oft nicht mehr ausreichend. Um abzunehmen, müssen nicht nur Kalorien reduziert werden, sondern auch Hormone (insbesondere Insulin und Cortisol) in Balance sein. Insulin und Cortisol bilden eine ungünstige hormonelle Kombination für den Fettabbau. Das Insulin-sensibilisierende Hormon Östrogen hilft, die negativen Auswirkungen von Cortisol zu unterdrücken – dem Stresshormon, das die Fettspeicherung in Gang setzt. Zusammen mit Östrogen kann Progesteron diese negativen Auswirkungen reduzieren. Dies kann auch der Hauptgrund dafür sein, warum Frauen in den Wechseljahren Bauchfett anreichern. Sie nehmen nicht zwangsläufig zu, aber ihre Körperproportionen ändern sich. Wenn Östrogen und Progesteron sinken und Cortisol und Insulin steigen, verschieben sich die Körperproportionen.

Zum Glück gibt es Wege, diese hormonellen Veränderungen auszugleichen, den Stoffwechsel zu stabilisieren und so die Figur zu verbessern.

Prämenopause

Hoher oder fluktuierender Östrogenspiegel und Progesteron-Rückgang/Mangel

Die ersten Symptome der Prämenopause können bereits Mitte 30 auftreten. Ursache dafür ist ein Mangel des Gelbkörperhormons Progesteron. Dieser Rückgang führt zu einem gestörten Verhältnis von Östrogen zu Progesteron. Typische prämenopausale Symptome sind Reizbarkeit und Stimmungsschwankungen. Während der Menstruation können Störungen auftreten. Nicht selten treten sowohl kürzere Zyklen als auch längere Pausen zwischen den Blutungen auf. Auch starke Blutungen können auftreten. Dennoch muss in der Prämenopause ein angemessener Schutz vor Schwangerschaften gewährleistet sein, obwohl die Chancen auf eine Schwangerschaft im Laufe der Prämenopause deutlich sinken.

Die Perimenopause („eigentliche Wechseljahre") entspricht der Hochphase der Wechseljahre, da auch die Produktion von Östrogen immer mehr nachlässt. Da Frauen auch männliche Hormone (Androgene) produzieren, führt der Östrogenmangel nun zu einem Ungleichgewicht. Dies kann sich in Haut- und Haarproblemen manifestieren: Akne, fettiges Haar und das Entstehen eines „Damenbartes". Die Perimenopause betrifft die letzten 2-3 Jahre vor der letzten Regelblutung und kurz danach. Während dieser Zeit spüren viele Frauen, dass ihre Symptome zunehmen. Die häufigsten Symptome sind Hitzewallungen, nächtliche Schweißausbrüche und Schlafstörungen sowie starke Müdigkeit und depressive Stimmungsschwankungen. Viele Frauen klagen auch über trockene Haut und Schleimhäute, die oft von Juckreiz begleitet werden. Es kann auch ein erhöhter Harndrang auftreten. Die Abstände zwischen den immer schwächer werdenden Blutungen werden immer größer.

Hormonelle Schwankungen

Unter normalen Verhältnissen arbeiten Östrogen und Progesteron im Verbund. Östrogen ist für die Fettansammlung um die Hüften, das Gesäß, die Brüste und die Oberschenkel verantwortlich. Im Zusammenspiel mit Progesteron verhindert es, dass das Fett in der Körpermitte gespeichert wird. Beide Hormone beeinflussen auch Rezeptoren im gesamten Körper, einschließlich Fettgewebe, Muskelzellen, Gehirn, Eierstöcke, Gebärmutter und Brüste. Im Gleichgewicht arbeiten Östrogen und Progesteron zusammen, um Frauen die schöne Form einer Sanduhr zu verleihen – das Markenzeichen eines schönen weiblichen Körpers. Sobald das Progesteron jedoch keinen Einfluss mehr ausübt und Östrogen gezwungen ist, alle Aufgaben selbst zu übernehmen, treten unvorhersehbare Schwankungen im Östrogenspiegel auf. Dieser Zustand ist ungünstig für einen stabilen Stoffwechsel.

Die Perimenopause kann sich unglaublich chaotisch und beängstigend anfühlen, der Stoffwechsel und der Geist können verrücktspielen. Dies kann dazu führen, dass du dich in einem Moment motiviert und klar fühlst, im nächsten aufgeregt und ängstlich, und im übernächsten deprimiert. Keine zwei Tage, an denen du die gleichen Empfindungen hast. Manchmal fühlt es sich an, als würde man ein wenig verrückt werden. Die folgende Abbildung zeigt, wie wild die Östrogen-Achterbahnfahrt in der Prämenopause und vor allem in der Perimenopause sein kann:

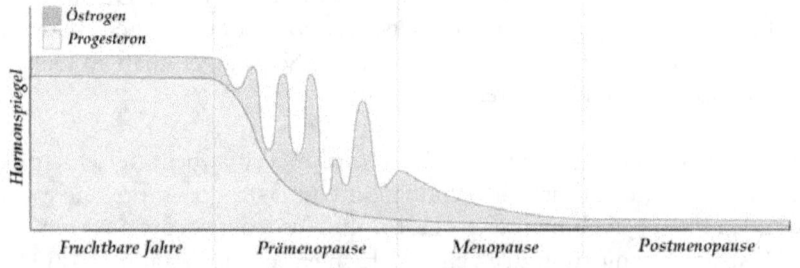

Das Eierstock- und Gebärmuttergewebe empfängt nicht mehr die richtigen Signale und Rhythmen. Die Monatsblutung wird unregelmäßiger, unvorhersehbarer, schwächer und seltener. Auch die Essgewohnheiten können sich ändern. Während sie in der Vergangenheit einfacher zu unterdrücken gewesen sein mögen, kann es jetzt extrem schwierig sein, unvorhersehbare Heißhungerattacken in den Griff zu bekommen. Diese Schwankungen reichen von starkem Verlangen bis hin zu Appetitlosigkeit.

Vielleicht fällt dir auch auf, dass andere Bereiche des Körpers nicht mehr so gut funktionieren wie früher. Die Folge können unvorhersehbare Verdauungsstörungen sein. Nahrungsmittel, die früher noch verträglich waren, können nun Sodbrennen oder Blähungen verursachen. Auch Schilddrüsen- und Nebennierenprobleme können auftreten. Vielleicht zeigen sich die ersten Anzeichen von Darmveränderungen, Kälteintoleranz, Reizbarkeit, Frustration und Müdigkeit. Das hängt in erster Linie mit den hormonellen Schwankungen zusammen.

Eine der am stärksten betroffenen Regionen ist das Gehirn. Fluktuierende Östrogenspiegel führen zu instabilen Serotonin- und Dopaminwerten. Dies führt zu einem Motivationsmangel (Dopamin) und zu einem Gefühl der Unsicherheit oder Depression (Serotonin). Gleichzeitig führen niedrige Progesteronspiegel zu einem Rückgang des GABA-Spiegels – dem Neurotransmitter im Gehirn, der eine entspannende Wirkung entfaltet. Zusammen mit dem Östrogenspiegel, der wie ein Ping-Pong-Ball unkontrollierbar umherspringt, tauchen nächtliche Sorgen, Gedanken und Gefühle auf, die sich nicht abschalten lassen und das Einschlafen erschweren.

Kein Wunder also, dass du dich so unbeständig, wechselhaft und unausgeglichen fühlst – dein Hormonsystem ist teilweise dafür verantwortlich. Aber die gute Nachricht ist, dass du durch gezielte Maßnahmen in der Lage sein wirst, deine schwankenden Hormone zu kontrollieren, deine Energie zurückzugewinnen, deine Stimmung zu stabilisieren und sogar das hartnäckige Fett zu verbrennen, das sich bei vielen Frauen während dieser Zeit ansammelt.

Menopause

Östrogen- und Progesteron-Mangel

Im Laufe der Perimenopause und dem Eintritt in die Menopause kommt es zu einem vollständigen Stillstand des Eisprungs und auch der Östrogenspiegel sinkt immer mehr. So kommt es im Laufe der Perimenopause und der Menopause zu einem deutlichen Rückgang der Östrogen- und Progesteronwerte. Doch das geschieht nicht in einer angenehmen, sanften Abfahrt.

Vielmehr kann es lange Zeiträume geben, in denen mehr Östrogen als Progesteron im Körper vorhanden ist. Dieses Phänomen unterscheidet sich sehr von dem, was während des normalen Menstruationszyklus passiert, wenn es eine Zeit gibt, in der Östrogen dominant ist und eine Zeit, in der Progesteron dominant ist. Zur Veranschaulichung siehe die folgende Grafik:

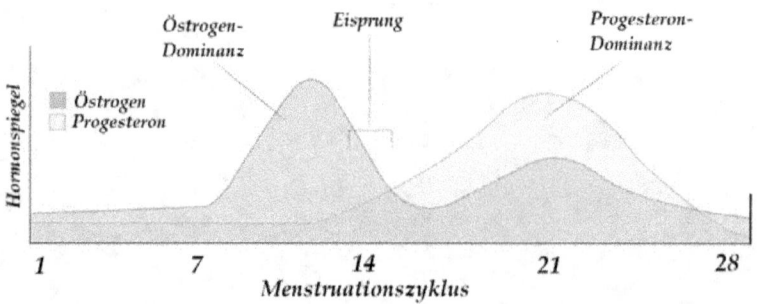

In diesem Lebensabschnitt – von der Prämenopause bis zur Postmenopause – besteht ein erhöhtes Risiko für die Entwicklung einer Östrogendominanz: Während sowohl der Progesteron- als auch der Östrogenspiegel sinken, fällt der Progesteronspiegel deutlich schneller ab als der Östrogenspiegel, wie diese Grafik zeigt:

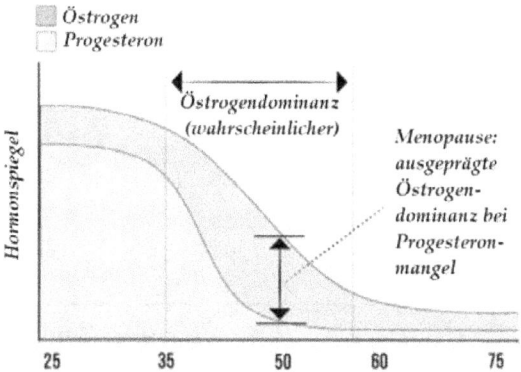

In dieser Übergangsphase, in der die Eierstockfunktion immer mehr nachlässt, beginnen Testosteron, Insulin und Cortisol eine stärkere Wirkung zu zeigen. Es fehlt an Progesteron und Östrogen, um den Einfluss dieser Hormone auszugleichen.

Darin liegt der entscheidende Punkt. Während der Menopause kommt es zu einem signifikanten Rückgang von Östrogen und Progesteron, einem relativen Anstieg von Testosteron sowie einer erhöhten Stressreaktivität und Insulinresistenz. Dies ist die perfekte Formel für die Fettzunahme. Deshalb nehmen viele Frauen in der Menopause zu, vor allem am Bauch.[1]

Auch die Gehirnchemie verändert sich in dieser Zeit. Wie bereits erwähnt, nehmen die Neurotransmitter ab, um sich zu entspannen, das Selbstwertgefühl zu stärken (GABA, Serotonin) und das Glücksgefühl zu steigern (Dopamin). Ein Grund dafür ist, dass es im ganzen Körper, einschließlich des Gehirns, Rezeptoren für Östrogen und Progesteron gibt. Schwankungen im Östrogen- und Progesteronspiegel wirken sich daher auf die Gehirnchemie aus, was zu Gefühlsschwankungen und Heißhungerattacken führt. Dies macht es für Frauen in der Menopause noch schwieriger, ihr Gewicht zu halten.

---

[1] *(Imke Janssen 2010)*

Postmenopause

Östrogen- und Progesteron-Mangel

Die Postmenopause beginnt etwa 1 Jahr nach der Menopause und der letzten Regelblutung. In dieser Phase kommt der Stoffwechsel dem eines Mannes nahe: Der Testosteronspiegel ist im Verhältnis zu Östrogen und Progesteron deutlich höher. Zu diesem Zeitpunkt können zwei wahrscheinliche Veränderungen beobachtet werden.

Wenn du es nicht geschafft hast, dein Gewicht in den Wechseljahren zu halten, bilden sich viele zusätzliche Fettpolster (besonders in der Mitte des Körpers). Es wird dir auch schwerer fallen, diese Fettpolster loszuwerden, da du nicht mehr in der Lage sein wirst, deine einzigartige weibliche Physiologie zur Fettverbrennung zu nutzen. Das andere Szenario ist, dass du anfängst, wie ein Mann auszusehen: Du wirst flachbrüstiger, verlierst deine Kurven und damit deine Sanduhrform.

Die gute Nachricht ist, dass beide Szenarien beherrschbar sind. Indem du lernst, deinen Lebensstil, deine Ernährung und dein Training mit den hormonellen Veränderungen, die du während der Wechseljahre erlebst, in Einklang zu bringen, wirst du nicht nur dein Gewicht halten, sondern auch Fett verbrennen.

Ich konnte es immer wieder erleben. In meinem Leben habe ich viele hundert Frauen getroffen, die diesen Weg gegangen sind und meist unglaubliche Ergebnisse erzielt haben.

Diätplan

Ausgangspunkt für alle Ernährungsansätze in diesem Plan ist die sogenannte 3-2-1-Diät. Diese Diät basiert auf dem Ansatz, etwas weniger zu essen und etwas weniger Sport zu treiben.

3-2-1-Diät

- ✓ *3 Mahlzeiten*
- ✓ *2 dieser Mahlzeiten enthalten nur Proteine und Gemüse (etwas Obst ist erlaubt) – alternativ können diese Mahlzeiten auch durch Shakes ersetzt werden.*
- ✓ *1 Mahlzeit enthält eine kleine Portion Stärke.*

In diesem Programm werden keine Kalorien gezählt. Ein Kaloriendefizit wirst du feststellen, wenn du Fett verbrennst und sich deine Körperform hin zu dieser Sanduhr verschiebt.

Die Kontrolle der Portionen ist wichtig, aber einfach zu handhaben, indem man mehr Lebensmittel mit den richtigen Mengen an Wasser, Ballaststoffen und Proteinen isst. Du brauchst keinen speziellen Behälter oder eine Lebensmittelwaage.

Für die ersten beiden Mahlzeiten des Tages muss man nicht zu streng sein und sich ausschließlich auf Proteine und Gemüse konzentrieren. Einige Früchte sind auch erlaubt. Als Grundlage deiner Ernährung solltest du dich jedoch auf Proteine und Gemüse konzentrieren. Der einfachste Ansatz ist folgender: Gemüse auf drei Vierteln des Tellers und Proteine auf einem Viertel.

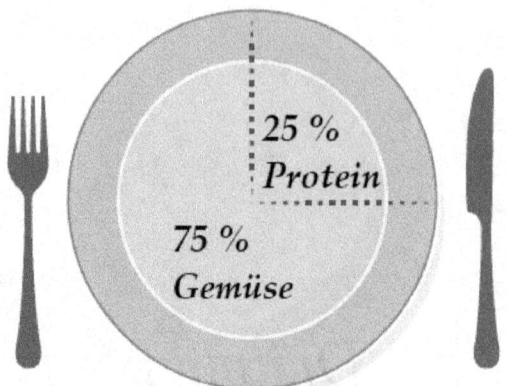

Natürlich können die Mahlzeiten auch in Form von gesunden Shakes oder Smoothies getrunken werden. Komplette Mahlzeiten sind in der Regel besser für den Stoffwechsel, aber für viele Menschen unter Zeitdruck sind Shakes eine schnelle und gesunde Alternative.

Die letzte Mahlzeit des Tages – die stärkehaltige Mahlzeit – gestaltet sich am einfachsten wie folgt:

Einfach die Hälfte des Tellers mit Gemüse belegen. Dann eine kleine Portion protein- und stärkehaltiger Lebensmittel auf etwa ein Viertel des Tellers geben. Wie gesagt, du musst das nicht so genau festlegen. Hier könnte man auch einen Shake trinken, aber die meisten bevorzugen eine feste Mahlzeit zum Abendessen.

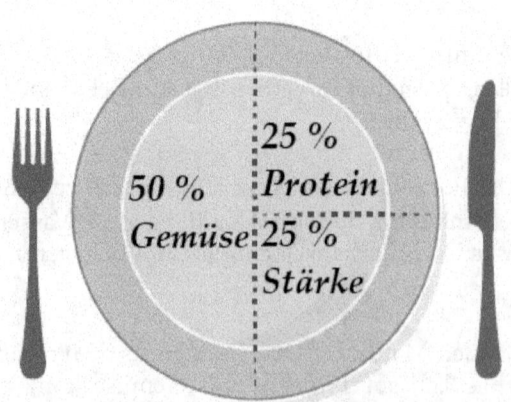

Was den Anteil der Stärke betrifft, so empfiehlt es sich, nur stärkehaltige Lebensmittel zu verzehren, die von Natur aus reich an Wasser sind. Dazu gehören vor allem Knollen, Kürbisse, Bohnen, Reis und Hafer. Diese Lebensmittel sind eine bessere Wahl im Vergleich zu trockenen Stärkeprodukten wie Brot und Getreide. Es versteht sich von selbst, dass raffinierte Junk Food Produkte bis auf wenige Ausnahmen vermieden werden sollten.

Welches Gemüse ist am besten geeignet? Welche Arten von Protein? Woher weißt du, welche Nahrungsmittel du zu dir nehmen solltest und welche nicht? Nachfolgend eine kleine Übersicht einiger Lebensmittel:

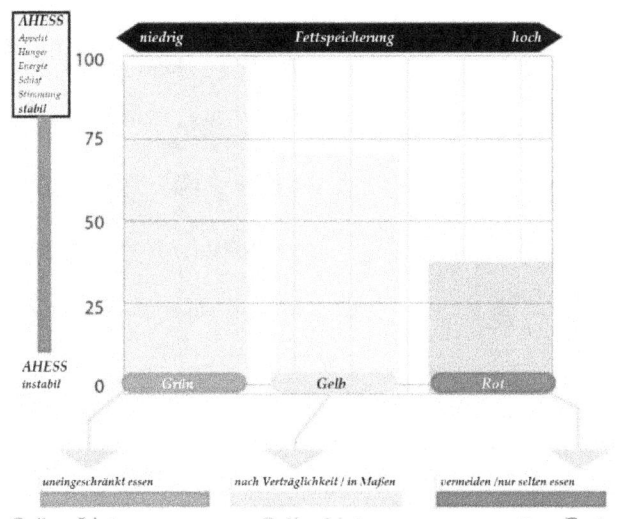

✓ Grüne Liste	≈ Gelbe Liste	✗ Rote Liste
Nicht-stärkehaltiges, ballaststoffreiches Gemüse	**Pflanzliche Fette**	Nudeln, Brot, Brezeln, Chips, Reiswaffeln, Frühstücksflocken
Kohl, Grünkohl, Blattkohl, Rosenkohl, Blumenkohl, Brokkoli, Spinat, Blattsalat, Blattgemüse, Tomaten, Spargel, grüne Bohnen, Gurken, Sellerie, Fenchel, Paprika, Karotten, Rettich, Zucchini, Kürbis	Avocados, Oliven, Olivenöl, Kokosöl, pflanzliche Öle, Nüsse und Samen, Erdnüsse	**Junkfood**
	Eier	Kekse, Kuchen, Süßigkeiten, Limonade
	Fettreiche Fische	
	z. B. Lachs, Hering, Makrele	

✓ Grüne Liste	▪ Gelbe Liste
Magere Proteine	**Ballaststoffärmere, zuckerreiche Früchte**
Huhn, Pute, Wildgeflügel, Wildfleisch, die meisten Fische, mageres Rinderhackfleisch, Schalentiere, Eiklar und Proteinpulver	Bananen, Melonen, Ananas, Mango, Kiwi
	Stärkehaltige Lebensmittel
Wasserreiche, zuckerarme Obstsorten / Früchte	Kartoffeln, Mais, Erbsen, Süßkartoffeln, Reis, Quinoa, Hafer, Bohnen und Hülsenfrüchte
Vor allem Beeren und Zitrusfrüchte	
	Fettreiches Fleisch
	z. B. rotes Fleisch, Teilstücke vom Rind
	Milchprodukte
	Milch, Joghurt, Butter, Käse

Vorschläge zur Wahl der Milchprodukte:
Whey-Proteine, Magerkäse, Quäse, fettarme Joghurts
Vorschläge für einen Milchersatz:
Mandelmilch und Mandelkäse, Kokosmilch und –creme (fettarm, ungesüßt)

Grün: **Können in unbegrenzten Mengen verzehrt werden und wirken sich positiv auf den Stoffwechsel (AHESS) aus.**

Gelb: Diese Lebensmittel können in Maßen oder je nach Verträglichkeit konsumiert werden. Welche Auswirkungen haben diese Lebensmittel auf deinen Stoffwechsel? Inwieweit wirken sich diese Lebensmittel auf deine Biofeedback – Signale aus - Hunger, Appetit, Energie, Schlaf, Stimmung, Verdauung usw.?

Rot: Sind ganz zu vermeiden oder nur im Ausnahmefall zu genießen (z.B. Cheat-Mahlzeit). Diese Lebensmittel können den Stoffwechsel verlangsamen und die Fettspeicherung begünstigen.

Wie man in der Abbildung sehen kann, begünstigen rote Lebensmittel die Fettspeicherung und wirken sich negativ auf den Stoffwechsel (AHESS) aus. Grüne Lebensmittel hingegen wirken sich positiv auf den Stoffwechsel und können so den Fettabbau fördern. Bei Lebensmitteln aus der gelben Liste ist es wichtig, dass jeder selbst herausfindet, wie diese Lebensmittel AHESS und den Fettabbau beeinflussen (mehr dazu im Abschnitt „Die richtige Diät finden").

Denke daran, dass dieser 3-2-1-Diätplan der Basis-Plan ist, den du jederzeit anwenden kannst, wenn du nicht die gewünschten Ergebnisse erzielst. Wenn du jedoch das Potenzial zur Fettverbrennung voll ausschöpfen möchtest, solltest du deine Ernährung wie folgt verfeinern.

Der Diätplan im Detail

Ich bin mir bewusst, dass du es wahrscheinlich gewohnt bist, Mahlzeiten-pläne, Speiselisten und dergleichen zu bekommen, wenn du ein „Diätpro-gramm" startest. In diesem Programm wirst du kaum etwas von diesen Plä-nen wiederfinden, weil es sich nicht einfach um eine „Diät" handelt.

One-size-fits-all Konzepte, also universelle Konzepte wie z. B. weniger zu essen und mehr zu trainieren, kombiniert mit detaillierten Diätplänen und Menüplänen, werden dir nicht weiterhelfen. So wirst du die Diät-Mentalität nicht überwinden, sondern noch weiter festigen. Mein Ziel ist es, dir zu hel-fen, die Diät-Mentalität für immer aufzugeben. Dies geschieht mithilfe einer sogenannten strukturierten Flexibilität. Mit einem einfachen Basis-Plan (Struktur) lernst du, wie du deinen Ansatz in Abhängigkeit deines Stoffwech-sels, deiner Psychologie und deiner persönlichen Vorlieben optimieren, an-passen und modifizieren kannst (Flexibilität).

Der 4-S-Ansatz ist einfach und unkompliziert, aber das bedeutet nicht, dass du keine Kenntnisse über Ernährung haben solltest. Dieses Konzept wurde von vielen meiner Kundinnen in den Wechseljahren erfolgreich umgesetzt.

Zu diesem Zweck wurde ein einfaches 4-S-Modell entwickelt, das leicht zu merken ist: Deine Ernährung besteht aus 4 Mahlzeiten, die du dir leicht mer-ken kannst:

4-S-Plan (Mahlzeiten)

Mahlzeit 1: Shake

Mahlzeit 2: Salat

Mahlzeit 3: Snack

Mahlzeit 4: Stärke

(eine gewöhnliche stärkehaltige Mahlzeit)

Shake

Am Anfang solltest du dich strikt an die Vorgaben halten. Am Morgen nimmst du einen Shake ein. Mische 20 bis 40 g Proteinpulver in Wasser, ungesüßter Mandel- oder Kokosmilch. Normale Milch ist auch in Ordnung, falls du nicht empfindlich auf Milch reagierst. Gib diesem Shake nichts weiter hinzu. Kein Obst, kein Fett und dergleichen. Achte darauf, dass das Proteinpulver einen höheren Protein- und Ballaststoffgehalt aufweist als Kohlenhydrate. Zur Kontrolle addiert man einfach die Menge an Protein und Ballaststoffen und vergleicht sie mit der Menge an Kohlenhydraten auf der Verpackung.

Es ist wichtig, dass du ein Proteinpulver findest, das dir gefällt und das du genießt. Für diejenigen, die Shakes einfach nicht vertragen, ist eine Mahlzeit auf Protein- und Gemüsebasis eine gute Wahl. Bereite dir ein Frühstück zu, das aus einer Auswahl an Lebensmitteln besteht, die auf der grünen Liste stehen.

Salat [Suppe]

Nach dem Frühstücks-Shake sind große Salate, Eintöpfe oder Suppen empfehlenswert, die nur Proteine und Gemüse enthalten. Dies kann leicht erreicht werden, indem man jeder Mahlzeit extra Gemüse zufügt und alle Kohlenhydrate weglässt. Selbst ein Burger kann mit diesem Verfahren in einen Salat verwandelt werden. Dieser Convenience-Salat kann überall zubereitet werden, ob im Restaurant oder zu Hause. Im Restaurant kannst du eine Mahlzeit mit extra Gemüse und Fleisch bestellen und einfach die Stärke weglassen. Es ist die einfachste und bequemste Art, diese Mahlzeit zu genießen.

In diesem Salat beliebig viel Gemüse zugeben. Mit einer Proteinquelle wie Huhn, Fisch oder Rindfleisch zudecken. Verwende Dressings auf Vinaigrette-Basis. Du kannst auch eine Suppe oder einen Eintopf genießen, solange sie keine Stärke enthalten und auf Protein- und Gemüsebasis zubereitet werden.

Beispiele

> *Ein Burger mit zusätzlichem Salat, Tomate, Zwiebel und Gurke, wobei das Brot entfernt wird.*
> *Eine Hühner- und Gemüsepfanne ohne Reis*

> *Ein Gemüse- und Fleisch-Burrito ohne Tortillas, Reis oder Bohnen.*
> *Ein Sandwich mit extra Gemüse ohne das weggeworfene Brot.*

Ein Convenience-Salat kann zu jeder Mahlzeit und überall zusammengestellt werden. Es ist sehr leicht und überall zu bekommen. Nachfolgend findest du eine praktische Anleitung zur Zubereitung eines Salats, den du genießen wirst.

So lässt sich der Salat lecker zubereiten

Der übliche Tipp, Blattspinat mit frisch gepresstem Zitronensaft als „Dressing" zu genießen, veranlasst mich dazu, die Mahlzeit ganz auszulassen und stattdessen lieber hungrig zu bleiben. Und doch gibt es viele Fitness-Experten und -Magazine, die darauf hinweisen, dass „man auf versteckte Kalorien in Salaten achten sollte". Also gut, es ist wahr. Ich schätze, man könnte zu viel von allem essen und natürlich gibt es versteckte Kalorien in fast allen verarbeiteten Lebensmitteln (z. B. Dressings). Meine größte Kritik an diesem Argument ist jedoch, dass die Deutschen kaum Gemüse essen. Selbst wenn es ein Caesar Salad sein sollte, ist er immer noch besser als nichts! Den Caesar Salad bezeichne ich als „den ersten Schritt zu Gemüse", weil er oft von Menschen gegessen wird, die Gemüse ablehnen. Was wäre, wenn es ein cremiges Dressing dazu gäbe? Oder man verzichtet ganz auf den Salat, weil er nicht „ideal" ist, woraufhin man später wahrscheinlich etwas viel Ungesünderes essen würde.

Das sind die gleichen Diskussionen, die ich mit Leuten führe, die einfach nur dampfgegartes Gemüse vermarkten. Ernsthaft? Die Menschen, die einfaches gedämpftes Gemüse genießen, essen wahrscheinlich schon seit geraumer Zeit viel Gemüse und erfreuen sich inzwischen an seinem Geschmack. Aber selten mögen ihn die Menschen auf Anhieb. Vielleicht benötigen sie zu Anfang etwas Butter oder Streukäse. Was ist schon dabei? Die Alternative wäre, das Gemüse wegzulassen. Die Folge wäre, dass man später auf schlechtere Lebensmittel zurückgreift, wie z. B. stärkehaltige Lebensmittel oder Süßwaren.

Ist Gemüse gesund und vorteilhaft für den Fettabbau? Da kannst du dir sicher sein. Es ist „ideal". Aber nur wenige Menschen sind in der Lage, ihn in dieser Form auf Dauer zu genießen. Wenn du es kannst, dann ist es gut für dich. Der Durchschnittsmensch braucht jedoch etwas mehr, um seine Bedürfnisse zu befriedigen und länger zufriedenzustellen.

Ich liebe große Salate, weil sie nicht nur gesund, sondern auch sehr bekömmlich sind und eine wunderbare Möglichkeit bieten, viel Gemüse auf einmal zu essen. Und du fühlst dich wirklich satt und zufrieden! Mit ein paar einfachen Handgriffen kannst du dir einen köstlichen Salat zubereiten, der dir auch schmecken wird!

Hier einige meiner Tipps auf einen Blick

1. *Zunächst eine große Menge an grünem Salat (eine möglichst kleine Menge an Römersalat mit einem Mix aus grünem Salat, Spinat, Rucola usw. mischen) und zerkleinern.*

Mit Salatschneidern kannst du den Geschmack des Salats verbessern (ich gebe nur die Zutaten hinein und zerkleinere sie). Anstatt die Salatblätter in den Mund zu „stopfen", ermöglicht die fein geschnittene Salatmischung, dass man sie sogar mit einem Löffel zu sich nehmen kann. Auch lässt sich viel mehr Blattgemüse in einer Schüssel oder einer Meal Prep Box aufbewahren.

2. *Reichlich ballaststoffreiches Gemüse zugeben.*

Nicht auf bestimmte Lebensmittel wie Brokkoli, Gurke, Zwiebeln, Paprika, Pilze, Karotten, Kohl, gehackte Tomaten, Sellerie usw. verzichten. Packe so viel ballaststoffreiches Gemüse wie möglich in die Schüssel.

3. *Der Mischung 1-2 Portionen Protein zugeben.*

Ich koche nicht gerne, also wähle ich hier bequemere Lösungen, wie z. B. in Streifen geschnittene Hähnchenbrust. Oder etwas Schnelles, wie z. B. gebratenes Putenhackfleisch, mageres Rinderfilet oder auch eine Dose Thunfisch oder Lachs. Füge genügend mageres Protein hinzu, um dich satt zu fühlen. Ich nehme normalerweise zwei kleine Hühnerbrüste (insgesamt etwa 200 bis 300 g). Ohne sie zu wiegen, sondern nur mit bloßem Auge. Ich mache mir keinen Stress wegen „zu viel Protein" oder wegen seiner Kalorien, weil ich weiß, dass ich nach dem Essen nichts mehr brauche, um mich satt zu fühlen. Ich esse jeden Tag mindestens einen großen Salat.

4. Der Mischung 1-2 Fette zugeben.

Bei Salaten wähle ich in der Regel Fett anstelle von Stärke. Warum? Weil es mir hilft, mich länger satt und zufrieden zu fühlen (der geschmackliche Aspekt, plus die verzögerte Verdauung).

Um den Salat abzurunden, stehen dir 1-2 der folgenden Optionen zur Verfügung:

½ Avocado, Parmesanstreusel (Hartkäsesorten sind besser für den Fettabbau; nicht zu viel Feta oder Blauschimmelkäse verwenden), ein paar Speckstreifen oder Speckwürfel, Salami, hartgekochte Eier oder Nüsse (nicht kandiert).

5. Auf süße Zugaben verzichten und bei stärkehaltigen Lebensmitteln die Portionskontrolle anwenden.

Verzichte auf süße Zutaten wie Trockenfrüchte oder Preiselbeeren, Rosinen, kandierte Nüsse, Müsli und dergleichen. Sorry, das ist eine ziemlich strenge Regel: Vermeide Lebensmittel mit einer hohen glykämischen Last (Kohlenhydratdichte). Lebensmittel mit einem sehr hohen Zuckergehalt in zu geringer Menge (vor allem Süßwaren). Und wenn du auch Kohlenhydrate wie frisches Obst oder Bulgur, Quinoa, Reis, Bohnen, Mais, Succotash, Kichererbsen usw. zugeben möchtest, musst du a) die fetthaltigen Zutaten reduzieren (denk daran, zwischen Stärke und Fett zu wählen, aber nicht beide zu kombinieren) und b) auf die Portionen achten. Normalerweise nehme ich etwa 5 große Bissen von einem bestimmten stärkehaltigen Nahrungsmittel (z. B. ½ Tasse schwarze Bohnen oder Kichererbsen auf einem Salat).

6. Dem Salat einen leichten Crunch verleihen.

Für den Crunch empfehlen sich: Kohl, Mandelstifte oder andere Nüsse und Kerne, auch eine kleine Portion Speckwürfel. Verzichte auf: Croûtons (niemand braucht hartes, altes Brot), Trockenfrüchte und knuspriges Müsli.

7. Eine Vinaigrette so häufig wie möglich verwenden.

Der Essig stumpft die Insulinreaktion einer Mahlzeit ab und das Öl verlangsamt die Verdauung. Ich mag auch Dressings auf Öl-Basis, da sie einen langen Verdauungsprozess durchlaufen und die empfohlenen 2 EL ausreichen sollten. Eine weitere Möglichkeit sind leichte Dressings wie z. B. das italienische oder griechische Dressing. Meistens kommen auch Dressings auf Senf-

Basis infrage. Verzichten sollte man auf die schweren Dressings – Blauschimmelkäse, cremige italienische, Ranch oder Thousand Island. Wenn du trotzdem das Bedürfnis hast, ein cremiges Dressing zu verwenden, ist das in Ordnung, aber stelle es an die Seite zum Dippen. Wir brauchen eigentlich nicht so viel, wie wir glauben.

Wer faul ist oder wirklich keine Lust hat, etwas zuzubereiten, kann auch Fertigsalate kaufen oder einfach mehrmals pro Woche die Salatbar aufsuchen. Vergewissere dich vor dem Kauf, dass das Produkt im Kühlregal angeboten wird und deutlich vor dem Verfallsdatum steht. Die unerwünschten Zutaten lassen sich leicht aus dem Salat entfernen. Salate sind das einzige Lebensmittel, bei dem man die einzelnen Zutaten sehen kann, so dass man sie leicht herausnehmen kann. Du solltest dich auch nicht wegen einer kleinen Marinade oder Salz auf dem Fleisch stressen. Es ist ein kleiner Kompromiss, damit du dich noch satter und zufriedener fühlst. Je zufriedener du mit deinem Essen bist, desto unwahrscheinlicher ist es, dass du später Heißhunger oder Essgelüste verspüren wirst.

So ist es kein Problem, jeden Tag einen großen Salat zu essen und die erforderlichen 5-10 Portionen Obst und Gemüse zu erreichen.

Snack

Der Snack ist frei wählbar. Einige werden ihn brauchen, während andere ohne ihn auskommen. Es ist sinnvoll, diesen Snack gezielt zu konsumieren, um dem Verlangen und Hunger vorzubeugen. Die Snacks sollten in erster Linie aus der grünen Liste der Lebensmittel ausgewählt werden. Manche können jedoch auch einen Großteil der Lebensmittel aus der gelben Liste verwenden, abhängig von den Ergebnissen. Es wäre jedoch ratsam, die roten Lebensmittel zu vermeiden.

Snacks sollten klein sein und wirklich nur zu einer Zeit gegessen werden, in der man keinen großen Hunger hat. Die beste Zeit, einen Snack zu essen, ist etwa eine Stunde vor dem Beginn eines Verlangens. Die Lebensmittel aus der grünen Liste enthalten auch Obst. Gerne kannst du auch diese zuckerarmen, wasserreichen Früchte essen. Heidelbeeren mit einer Prise eines natürlichen, kalorienarmen oder -freien Süßungsmittels eignen sich hervorragend als süßer Snack.

Eine weitere wunderbare Idee für einen Snack und eine der klinisch effektivsten Möglichkeiten, um das Verlangen zu stillen, ist ungesüßtes Kakaopulver, das in Wasser gemischt wird.

Der Snack ist eine kleine, kalorienarme Zwischenmahlzeit, bestehend aus Protein und/oder stärkefreiem Gemüse und/oder zuckerarmem Obst (z. B. Apfel, Birne, Beeren, Zitrusfrüchte).

Beispiele

- ➢ *Sellerie und Karotte*
- ➢ *Ein Protein-Shake oder -Riegel*
- ➢ *Aufschnitt*
- ➢ *Ein Apfel*
- ➢ *Grapefruit*

Stärke

Viele Frauen in den Wechseljahren sind auf die kalorienarme- und Low-Carb-Falle hereingefallen. Der in diesem Buch beschriebene „Diätplan" ist im Grunde genommen ein High-Carb-Plan. Aufgrund des sehr hohen Anteils an Gemüse, das sowohl mittags als auch abends gegessen werden sollte, enthält er viele Kohlenhydrate. Ballaststoffreiches Gemüse sollte der Hauptbestandteil deiner Ernährung sein. Im Gegensatz dazu wirken sich stärkehaltige Kohlenhydrate positiv auf den Abbau von Stresshormonen und damit auf die Schlafqualität aus. Aus diesem Grund solltest du sie in deine Ernährung aufnehmen und am Abend zu dir nehmen.

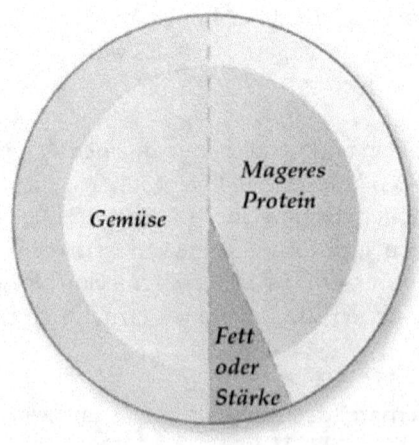

Auch wenn das Teller-Diagramm einen sehr geringen Anteil an Stärke/Fett zeigt, ist hier ein hohes Maß an Flexibilität erforderlich. Wie bereits in ähnlicher Grafik dargestellt, können auch 25 % oder mehr Stärke eingesetzt werden. Dies hängt auch davon ab, wie viele Kohlenhydrate du im Laufe des Tages aufgenommen hast, wie aktiv du am Tag warst, ob du Sport getrieben hast u. ä. In der Praxis kann es sein, dass du viel mehr benötigst. Es steht dir frei, die Menge an Kohlenhydraten zu erhöhen oder zu verringern, solange dein Stoffwechsel positiv beeinflusst wird und du Fett abbaust.

Dieser Ansatz untersucht, wie sich Proteine, Fette und Stärke auf deinen Appetit, Hunger, Energie, Schlaf und Stimmung auswirken (AHESS). Es ist sinnvoll, sie zuerst zu trennen und sich auf Lebensmittel zu konzentrieren, die alle eins sind und nicht eine Kombination aus zwei oder mehr.
Diese Mahlzeit besteht hauptsächlich aus Gemüse und Proteinen, enthält aber auch eine gesunde Menge an Stärke. Am besten geeignet für die letzte Mahlzeit des Tages. Das wird dazu beitragen, den Schlaf zu verbessern.

Beispiele

- ➢ *Steak, Gemüse und Ofenkartoffeln*
- ➢ *Lachs, Gemüse und Süßkartoffel*
- ➢ *Geflügel, gemischtes Gemüse und brauner Reis*
- ➢ *Großer Salat mit Fleisch, schwarzen Bohnen und Reis*

Beispiel für einen Mahlzeitenplan

Montag	
Mahlzeit 1	Protein-Smoothie*
Mahlzeit 2	Großer Salat mit Geflügelfleisch
Mahlzeit 3	
Mahlzeit 4	Dose Thunfisch, Sellerie
Mahlzeit 5	Steak vom heißen Stein, Brokkoli, Blumenkohl, Salzkartoffeln

Dienstag	
Mahlzeit 1	Protein-Smoothie*
Mahlzeit 2	Großer Fertigsalat mit Hähnchen, gemischtem Gemüse und Essig-Dressing
Mahlzeit 3	Protein-Shake nach dem Training
Mahlzeit 4	Gemischte Gemüsepfanne mit Hähnchen und braunem Reis
Mahlzeit 5	

Mittwoch	
Mahlzeit 1	Vegetarische Frittata
Mahlzeit 2	Großer gehackter Salat mit Geflügel
Mahlzeit 3	Gegrillte Hähnchenbrust mit Gemüsemischung
Mahlzeit 4	Grillhähnchen, Brokkoli und Reisreste vom Vorabend
Mahlzeit 5	

Donnerstag	
Mahlzeit 1	Reste vom Grillhähnchen und Brokkoli des Vorabends
Mahlzeit 2	Großer griechischer Salat
Mahlzeit 3	Großer Apfel
Mahlzeit 4	Lachs, Spinatsalat, gemischter Kürbis-Mix
Mahlzeit 5	

Freitag	
Mahlzeit 1	Protein-Smoothie*
Mahlzeit 2	Große Portion Rindfleisch & Gemüseeintopf
Mahlzeit 3	Rinderhackfleisch, Apfel
Mahlzeit 4	Teriyaki-Fisch, Gemüse und Vollkornreis
Mahlzeit 5	

Samstag	
Mahlzeit 1	*Rührei und Heidelbeeren*
Mahlzeit 2	*Protein-Smoothie**
Mahlzeit 3	*Ausgelassene Mahlzeit; hatte keinen Hunger*
Mahlzeit 4	
Mahlzeit 5	*Salat, Nudeln (kleine Portion) und Fleischbällchen, Rotwein (1 Glas)*

Sonntag	
Mahlzeit 1	*Ausgelassene Mahlzeit*
Mahlzeit 2	*Protein-Smoothie**
Mahlzeit 3	*Großer Mischsalat mit Geflügelfleisch*
Mahlzeit 4	*Gegrillte Filetspitzen, Brokkoli, Ofenkartoffeln*
Mahlzeit 5	

*(20-40 g Proteinpulver in ungesüßter Mandel- oder Kokosmilch, Milch (fettarm) oder Wasser)

Ernährung in den Wechseljahren

Die Wechseljahre sind aus vielen Gründen eine besondere Herausforderung für Frauen. Viele erleben eine Zunahme des Körperfetts, vor allem rund um den Bauch, aber auch an Gesäß und Oberschenkeln und sind bestürzt, sobald sich ihre schöne Sanduhrform verflüchtigt. Stimmungsschwankungen, Heißhungerattacken, Gehirnnebel und andere Symptome, die durch fluktuierende Hormonspiegel verursacht werden, verschlimmern die Situation.

Was tun die meisten Frauen, um dem entgegenzuwirken? Sie folgen den gesellschaftlichen Vorgaben, essen weniger und trainieren mehr. Das ist sehr bedauerlich, denn die Wechseljahre sind eine der ungünstigsten Zeiten, um die Situation auf diese Weise zu verbessern.

Warum?

Während dieser Zeit reagiert der Körper äußerst empfindlich auf Stress. Der Ansatz „weniger essen und mehr trainieren" ist ein Stressfaktor für den Körper. Cortisol steigt rasant an und Fett wird gespeichert.

Darüber hinaus reagieren viele Frauen in dieser Zeit sehr empfindlich auf Kohlenhydrate und können aufgrund ihrer sich verändernden Körperchemie sogar in einen Zustand der Insulinresistenz eintreten. Das bedeutet, dass du deine Kohlenhydrataufnahme aufmerksam überwachen solltest.

Da all dies berücksichtigt werden muss, unterscheidet sich der von mir empfohlene Diätplan für Frauen in diesem Lebensabschnitt ein wenig.

Beginne mit der 3-2-1-Diät

Danach ist es sinnvoll, einen kleinen Snack in die tägliche Ernährung aufzunehmen. Dieser strategische Snack ist in dieser Phase wichtig, da der Stoffwechsel in den Wechseljahren viel stärker auf Stress reagiert. Genaugenommen nimmt die Stresswahrnehmung zu, da ein längerer Verzicht auf Nahrung zu Veränderungen des Blutzuckerspiegels und einem Anstieg von Stresshormonen führen kann, was zu unkontrollierten Biofeedback-Empfindungen (AHESS) führt (mehr dazu in Abschnitt „Erfolgskontrolle beim Abnehmen"). Dieser präventive Snack sorgt dafür, dass diese Effekte wunderbar unterdrückt werden.

Ich empfehle auch, die morgendliche Gemüse- und Protein-Mahlzeit durch einen Shake zu ersetzen. Natürlich sind ganze Mahlzeiten immer vorzuziehen, aber Protein-Shakes bieten Frauen eine einfache und schnelle Möglichkeit, ihren Energiebedarf in dieser Übergangsphase zu decken, da sie sich oft überlastet und erschöpft fühlen. Natürlich ist der Morning-Shake auch für jüngere Frauen geeignet, kann aber gerade bei klimakterischen Veränderungen eine nützliche Option sein.

Zu guter Letzt empfehle ich den Frauen in der Prämenopause, der Menopause und der Postmenopause eine stärkehaltige Mahlzeit am Abend zu verzehren. Der Grund dafür ist, dass der Verzehr einer kleinen Portion Stärke am Abend den Schlaf erleichtern kann, zumal viele Frauen in dieser Lebenszeit an Schlaflosigkeit leiden. Stärke trägt bei vielen Frauen zu einem besseren Schlaf bei, da der Blutzuckerspiegel während dieser Zeit weniger stabil ist und immer schneller und früher sinken kann, wenn Mahlzeiten ausgelassen werden oder auf Stärke verzichtet wird.

Was tut der Körper, um dem Blutzuckereffekt entgegenzuwirken? Er setzt Stresshormone wie Adrenalin frei, die den Blutzucker erhöhen und den Affen-Verstand einschalten (den Teil des Gehirns, der sich Sorgen macht und nicht die Klappe halten will). Beide zusammen können dich nachts wach halten. Ein präventiver Einsatz von etwas Stärke am Abend kann den Blutzucker so weit anheben, dass dieser Effekt nicht auftritt. Letztendlich kann dies dazu beitragen, Gewicht zu verlieren und Hormone zu regulieren.[2]

---

[2] *(Sofer S 2011)*

Prämenopause

Östrogen fluktuierend, Progesteron-Rückgang/Mangel

In der Prämenopause werden deine beiden weiblichen Hormone – die wie ein Tandem zusammenarbeiten – wegen unzureichender Progesteronspiegel aus dem Gleichgewicht gerissen. Infolgedessen steigt der Östrogenspiegel, um den Effekt auszugleichen, und stürzt dann ab, sobald er aufgebraucht ist. Durch diese Östrogen-Achterbahn kann sich diese Phase unglaublich zufällig in ihren Auswirkungen anfühlen, was dazu führt, dass der Stoffwechsel und der Geist verrücktspielen. Vielleicht fällt dir auf, dass es sehr schwierig geworden ist, dein Essverhalten zu kontrollieren, weil dein Hunger und Appetit, der von lustvoll geprägtem Verlangen bis hin zu Appetitlosigkeit reichen kann, unberechenbar und unregelmäßig geworden sind. Das gesamte System verliert für immer seinen zyklischen Rhythmus und macht den Körper anfälliger für die Speicherung von Fett durch die Ernährung und den Stress.

Meine Empfehlung

Konzentriere dich auf Ballaststoffe, Proteine und Wasser. Diese Lebensmittel werden dich schnell sättigen, dich für eine lange Zeit satt halten und deinen Blutzuckerspiegel ausgleichen, so dass du weniger wahrscheinlich Heißhungerattacken entwickeln wirst. Diese umfassen Salate, Suppen, Shakes und Rühreier.

Eine weitere Möglichkeit ist die Verwendung von Kakaopulver. Man beachte, dass Kakao nicht dasselbe ist wie Schokolade. Schokolade ist Kakaopulver in Kombination mit Fett und Zucker. Ich beziehe mich nur auf Kakaopulver. Es enthält Serotonin und Dopamin-Nachahmer zusammen mit anderen Verbindungen, die den Geist entspannen und fokussieren, indem sie einige der negativen Auswirkungen auf das Gehirn umkehren, die durch schwankende Östrogene und niedriges Progesteron verursacht werden.

Nimm 1 EL Kakaopulver und gib es in eine Tasse. Danach langsam heißes Wasser unter Rühren aufgießen, um ein Verklumpen zu vermeiden. Das Getränk mit einem kalorienarmen oder kalorienfreien Süßungsmittel und weiteren Zutaten (z. B. Zimt, Kurkuma, Maca, Mandel- oder Kokosmilch usw.) verfeinern. Genieße dieses Getränk, um dem Verlangen vorzubeugen und dein sprunghaftes System zu stabilisieren.

Menopause

Östrogen- und Progesteron-Mangel

Östrogen und Progesteron wirken zusammen, um zu verhindern, dass sich Körperfett in der Körpermitte ansammelt. Wenn die Progesteron- und Östrogenspiegel fallen, wird die Fettverbrennung am Bauch deutlich schwieriger. So kann es sein, dass du mit dem gefürchteten Menopausen-Bauch zu kämpfen hast. Dein Gewicht hat sich vielleicht nicht verändert, aber deine Körperform hat es sicherlich.

Östrogen und Progesteron blockieren auch die Wirkung des Stresshormons Cortisol. Sind diese Hormone nicht in ausreichender Menge vorhanden, steigen der Insulin- und Cortisolspiegel und damit die tägliche Kalorienzufuhr aufgrund von vermehrtem Verlangen oder Essattacken. Diese hormonelle Konstellation ist sehr problematisch und kann schnell zu einem Anstieg des Bauchfetts führen.

Meine Empfehlung

Die Ernährung sollte nach dem Prinzip des Carb Frontloading und/oder Carb Backloading gestaltet sein. Auf diese Weise werden die Kohlenhydrate zum richtigen Zeitpunkt, zu Beginn des Tages (erste Mahlzeit) bzw. am Ende des Tages (letzte Mahlzeit) zugeführt:

> ➢ *Ein Beispiel: Wenn du derzeit 150 Gramm Kohlenhydrate pro Tag isst, möchte ich, dass du fast alle Kohlenhydrate früh am Morgen oder spät am Abend isst (ein kleiner Teil davon evtl. auch nach dem Sport).*
> ➢ *Wer den Verzehr von Kohlenhydraten einschränkt, sollte die Menge der Kohlenhydrate verdoppeln (bis zu 150-200 g pro Tag) und diese dann wie beschrieben aufteilen.*

Diese Methode reguliert die hohen Konzentrationen von Stresshormonen am Morgen und unterdrückt sie am Abend, damit du auch schlafen kannst. Einige kommen morgens ohne Kohlenhydrate besser aus, andere wiederum brauchen sie früh am Morgen.

Sorge dich nicht darum, alles genau zu berechnen. Als Faustregel gilt: Jeder einzelne Bissen Stärke (etwa so groß wie ein EL) entspricht etwa 10 Gramm

Kohlenhydraten. 100 Gramm Kohlenhydrate wären 10 Bissen / EL Stärke pro Tag (z. B. Kartoffeln, Reis, Hafer).

Postmenopause

Östrogen- und Progesteron-Mangel

In der Zeit nach der Menopause kann sich der Körper einer Frau stark verformen. Dies hängt damit zusammen, dass Testosteron – das in jungen Jahren meist weit unter dem Östrogen- und Progesteronspiegel liegt – bei einigen Frauen noch auf dem gleichen Niveau produziert werden kann. Das Ergebnis ist ein relativ hoher Testosteronspiegel im Vergleich zu den Östrogen- und Progesteronspiegeln – keine günstige hormonelle Konstellation für Frauen.

Das Ergebnis ist ein Stoffwechsel, der eher dem eines Mannes, als dem einer Frau ähnelt, was zu einem Körperbau führt, der mehr und mehr männliche Merkmale annimmt. Keine Sorge, das Leben ist gerecht: Bei Männern ist das genaue Gegenteil der Fall, wenn sie älter werden! Der Testosteronspiegel eines Mannes sinkt mit zunehmendem Alter massiv, während der Östrogenspiegel relativ hoch bleibt. Dies führt zu immer mehr weiblichen Merkmalen. Ich weiß, es klingt nach einer grausamen Laune der Natur, oder?

Durch den Rückgang der Östrogen- und Progesteronspiegel und den relativen Anstieg des Testosterons steigen die Insulin- und Cortisolspiegel. Diese hormonellen Veränderungen, zusammen mit einer erhöhten Kalorienzufuhr aufgrund von Heißhunger und vermehrtem Verlangen, bewirken einen zusätzlichen Anstieg des Bauchfetts nach der Menopause. Dein Körper kann sich bei nachlassendem Muskeltonus schlaffer anfühlen. Dazu kommen natürlich die gesundheitlichen Auswirkungen: Knochenschwund, erhöhtes Risiko für Herzerkrankungen, Krebs u. v. m. Die unterdrückte Produktion von Östrogen und Progesteron verstärkt die Wirkung von Cortisol und Insulin. Darüber hinaus gibt es einen relativen Anstieg des Testosterons, was wiederum die perfekte hormonelle Situation für den Anstieg des Bauchumfangs mit einem erhöhten Risiko für Herzerkrankungen darstellt.

Meine Empfehlung

Achte besonders auf deine Kohlenhydrat-Toleranzgrenze (KTG) während der Mahlzeiten. Einer der Gründe, warum der Körper Stresshormone freisetzt, ist die Freisetzung von gespeichertem Zucker, um ihn zu verwerten. Durch die gezielte Versorgung unseres Körpers mit komplexen Kohlenhydraten kann der Stress bis zu einem gewissen Grad reduziert werden. Stärke ist ein komplexes oder langkettiges Kohlenhydrat, das in Kartoffeln, Reis oder Bohnen enthalten ist. Es ist wichtig, dass du genug von diesen Lebensmitteln isst, aber nicht zu viel, damit du Stresshormone und Insulin kontrollieren kannst und gleichzeitig etwas mehr Vergnügen in deine Ernährung bringst.

Wie in der Menopause solltest du das Front- oder Back-Load-Konzept anwenden und Kohlenhydrate zugeben, wenn du sie am dringendsten brauchst: zu Beginn des Tages (die erste Mahlzeit) und/oder am Ende des Tages (die letzte Mahlzeit des Tages). Angenommen, du nimmst derzeit 150 g Kohlenhydrate pro Tag zu dir, dann möchte ich, dass du fast alle Kohlenhydrate auf den Morgen und Abend aufteilst. Verteile deine täglichen Kohlenhydrate auf diese beiden Mahlzeiten und bemühe dich, sie nicht zu anderen Zeiten zu konsumieren (außer einer kleinen Menge nach dem Training). Auf diese Weise können die morgendlichen Stress-Spitzen reguliert und abends unterdrückt werden, so dass du nachts schlafen kannst.

Trainings- und Bewegungsplan

Der Stoffwechsel in den Wechseljahren ist Insulin-resistenter und Cortisol-reaktiver. Dementsprechend muss der Trainings- und Bewegungsplan diese beiden Aspekte berücksichtigen. Bewegung und stresslösende Aktivitäten sind hier wichtiger als Sport.

Der Trainings- und Bewegungsplan umfasst 4 Aspekte, die du dir leicht merken kannst:

4-S-Plan

Stress

Schritte

Stärkung

Sprints

Stress

Stress ist eine der Hauptursachen für die Fettzunahme und die Widerstands-fähigkeit des Körpers beim Abnehmen. Diäten und Sport können schnell zu einer ernstzunehmenden Quelle von Stress werden. Das gilt ganz besonders für Frauen ab 35.

Die gesamte Gesundheits- und Fitnessbranche sendet eine völlig konträre Botschaft!

Mach noch mehr. Trainiere noch länger. Gib noch mehr Gas. Die Kehrseite der Medaille wird kaum erwähnt. Die Sache ist doch die: Wir dürfen uns nicht in extreme Richtungen bewegen.

Überlege dir, wie du dein Training effizienter und mit einer minimalen Dosis gestalten kannst. Mit anderen Worten: Treibe nur so viel Sport wie nötig, um die gewünschten Ergebnisse zu erzielen. Diese „effektive Mindestdosis" variiert von Person zu Person.

Es ist wichtig zu verstehen, dass Frauen zuerst einmal stärker auf Stress reagieren, erst recht während der Menstruation und der Wechseljahre. In diesem Zusammenhang sind der Menstruationszyklus und das Lebensstadium einer Frau (z. B. Prä-/Perimenopause, Menopause und Postmenopause) von Bedeutung.

In Zeiten höherer Östrogenspiegel kann der weibliche Körper mehr Nahrung und Stress vertragen. In Zeiten niedrigerer Östrogenspiegel – in und um die Menstruation – reagiert der Körper weniger empfindlich auf Insulin und stärker auf Stress.

Die Menstruation ist fast wie eine kleine, vorübergehende Menopause, die bei jungen Frauen jeden Monat stattfindet. Das Verstehen dieser Phänomene gibt wichtige Hinweise darauf, wie man mit den erwähnten Einflussfaktoren umzugehen hat und so die weibliche Gesundheit, Fitness und den Fettabbau optimieren kann.

Um Stress entgegenzuwirken, ist es unerlässlich, Ruhe- und Erholungsaktivitäten als zentralen Teil des Lebensstils zu etablieren. Diese Maßnahmen sollten priorisiert und täglich oder im Idealfall mehrmals am Tag vorgenommen werden.

2:1- und 4:1-Regel

Als Erstes möchte ich die sogenannte Zwei-zu-Eins-Regel (2:1) und die Vier-zu-Eins-Regel (4:1) vorstellen. Diese Regeln sind das Ergebnis meiner langjährigen praktischen Erfahrung und waren eine sehr zuverlässige Starthilfe für mich und meine Kundinnen.

Die 2:1-Regel ist die Regel, mit der du startest. Für jedes anstrengende Training werden 2 Ruhe- und Erholungsaktivitäten (R&E) geplant und umgesetzt. Das bedeutet, wenn du eine Stunde lang joggst, solltest du dich in einem heißen Bad oder bei einer Massage entspannen. Nach einem intensiven Bikram Yoga Kurs ist es ratsam, ein Nickerchen einzulegen und einen langsamen, gemütlichen Spaziergang zu machen.

Diese müssen nicht zwingend auf den Punkt genau geplant werden. Die Aktivitäten sollten nur aufeinander abgestimmt sein. So könnte beispielsweise ein intensives 40-minütiges Stoffwechsel-Training mit einer 10-minütigen Meditation kombiniert werden. Die R&E-Aktivitäten sollten jedoch mindestens 10 Minuten dauern. Ziel ist es, diese R&E-Aktivitäten im Alltag mit dem Training zu verankern.

Nachdem du dich mit der 2:1-Methode vertraut gemacht hast, kannst du mit der 4:1-Methode fortfahren. Für jedes intensive Training gibt es 4 Ruhe- und Erholungseinheiten. In der Regel lassen sich nicht viele R&E-Aktivitäten realisieren. Es gilt jedoch, so viele wie möglich in den Alltag zu integrieren.

3-2-1-Methode

Ein anderer Weg ist die 3-2-1-Methode. Die 3 steht für mindestens drei R&E-Aktivitäten pro Woche. Die 2 steht für zwei intensive Workouts pro Woche (vorzugsweise Krafttraining). Die 1 steht für einen einstündigen, langsamen, gemütlichen Spaziergang, täglich oder an den meisten Tagen der Woche. Mit diesem Ansatz ist es problemlos möglich, die 2:1 oder 4:1 Methode zu realisieren, abhängig von der Anzahl der Spaziergänge und R&E-Aktivitäten.

R&E-Aktivitäten

Jetzt fragst du dich wahrscheinlich, was R&E-Aktivitäten sind? Diese Aktivitäten reduzieren auf einzigartige Weise Stresshormone und erhöhen Botenstoffe, die zur Erholung und Entspannung oder zur Reparatur und Wiederherstellung des Körpers mitwirken.

Zum Glück gibt es Möglichkeiten, sich zu beruhigen und zu entspannen: Meditation, Yoga, Bewegung, Spaziergänge in der Natur (kein Joggen oder Power-Walking, da es das Cortisol erhöht), heiße Bäder, Therapien, Orgasmen usw. Jede Frau muss selbst herausfinden, mit welchen Maßnahmen sie sich am besten entspannen und erholen kann.

Entspannungstherapie

Massagen (inkl. Stretching und Selbstmassage, z. B. mit Schaumstoffrollen)

Gönne dir mindestens 1- bis 2-mal pro Woche eine Massage. Massagen sind sehr entspannend – eine Tiefenmassage senkt Cortisol und erhöht Oxytocin, das für Zugehörigkeit und Bindung zuständige Hormon.[3] Die Vorteile einer Massage liegen in der Fähigkeit, den Geist auf das Hier und Jetzt zu lenken, den Stoffwechsel zu beruhigen und Muskelverspannungen zu lösen.

Als Alternative bieten sich Schaumstoffrollen an: Du legst deinen Körper auf die Schaumstoffrolle und bewegst sie so, dass die Muskeln gleichmäßig massiert werden. Dieses Gefühl ist vergleichbar mit einer Sportmassage. Ziemlich hart während der Behandlung, aber hinterher einfach herrlich.

Stretching / Dehnen

Stretching ist ein sehr effektives Mittel gegen Stress. Die Muskeln werden gedehnt und Verspannungen gelöst. Verspannte Muskeln haben zur Folge, dass sich die Person oft unwohl und unruhig fühlt. Die am stärksten beanspruchten Körperregionen sind die Hals-, Rücken- und Beinmuskulatur.

---

[3] *(Rapaport MH 2010)*

Yoga

Yoga ist eine sehr effektive Methode, um Stress abzubauen, indem Cortisol wieder in Einklang mit dem zirkadianen Rhythmus gebracht wird. Hormonelle Störungen können durch spezielle entspannende Yogastile wie Yin- oder Hormonyoga ausgeglichen werden. Yoga hat zahlreiche positive Auswirkungen: Flexibilität, Kraft, Entspannung und Aufmerksamkeit werden gefördert. Es empfiehlt sich daher auch für Frauen, die an Nebennierenproblemen leiden. Die Yogaformen der westlichen Welt sind meist intensiv und belebend. Formen wie Power-Yoga bieten nicht die gewünschten Vorteile, dafür aber entspannende und dehnende Yoga-Übungen.

Meditation

Durch Meditation wird der relative Einfluss von sympathischer (Stimulation) und parasympathischer (Entspannung) Aktivität ausgeglichen. Meditation und Achtsamkeit wirken sich nachhaltig positiv auf die Widerstandsfähigkeit gegen Stress aus. Früher habe ich meine eigene Meditation praktiziert, aber inzwischen benutze ich eine App namens Headspace. Teste die kostenlosen 10 Meditationen, bei denen du 10 Minuten an 10 Tagen meditierst.

Progressive Muskelentspannung

Progressive Muskelentspannung bedeutet, sich auf einen einzigen Teil des Körpers zu konzentrieren und zu entspannen. Der typische Effekt der Progressiven Muskelentspannung ist eine verkürzte Einschlafzeit und ein längerer und tieferer Schlaf.[4] Wer nachts im Bett liegt, aber seine Gedanken nicht abschalten kann, leidet möglicherweise unter nervösen Spannungen. In der Praxis hat sich die Progressive Muskelentspannung als wirksamer erwiesen als die Einnahme von Medikamenten, wenn es darum geht, schneller einzuschlafen und länger zu schlafen.

Zunächst legst du dich auf den Rücken und machst es dir bequem. Atme tief ein, halte den Atem an und spanne die Muskeln an. Dieser Vorgang verläuft schrittweise und betrifft die einzelnen Muskelgruppen des Körpers. Beginnend mit den Zehen und Füßen, arbeitest du dich nach oben.

---

[4] (Pawlow LA 2005)

1. *Atme tief ein und halte den Atem an (ca. 3-5 Sekunden). Während du den Atem anhältst, spannst du deine Zehen und Fußmuskulatur so stark wie möglich an.*
2. *Dann atmest du aus und löst die Spannung in deinen Füßen und Zehen.*
3. *Nimm zwei langsame Atemzüge und fühle, wie sich deine Füße entspannen. Wenn du dich immer noch etwas angespannt fühlst, wiederholst du die ersten beiden Schritte.*

Arbeite dich hoch, Muskel für Muskel. Weiter oben sind deine Waden, deine Oberschenkel, dann deine Hüften, dein Bauch und Rumpf, deine Arme und schließlich dein Kopf, Hals und Gesicht.

Zwerchfellatmung

Die Zwerchfellatmung kommt u. a. im Yoga, in der Meditation und im Tai Chi zur Anwendung. Die entspannende und therapeutische Form der Atmung wird auch als Bauchatmung bezeichnet, die nachweislich Stress reduziert (Cortisol) und Melatonin erhöht.[5]

Nickerchen

Der zirkadiane Rhythmus ist nicht darauf beschränkt, nachts ins Bett zu gehen und morgens aufzuwachen. Das Abschalten für 10-30 Minuten am Mittag hat eine positive Wirkung.[6] Kurze Nickerchen helfen den Nebennieren bei der Regeneration, unterstützen die Mitochondrien, verbessern die Gehirnfunktion und beruhigen das Nervensystem. Studien haben gezeigt, dass 10-30 Minuten optimal sind – längere Nickerchen können den Nachtschlaf beeinträchtigen. Finde einen ruhigen Ort, nimm eine Augenmaske und ruhe dich aus, ohne ein schlechtes Gewissen zu haben.

---

[5] *(Martarelli D 2009)*
[6] *(Faraut 2015)*

Ruhen und entspannen in der Natur (z. B. Waldbaden)

In Japan wurde Shinrin-yoku, auch bekannt als Waldbaden, erforscht und es wurden signifikante gesundheitliche Vorteile nachgewiesen. Da die Deutschen mehr als 80 % ihrer Zeit in Innenräumen verbringen, wäre es an der Zeit, in die Natur zu gehen. Die bewusste Wahrnehmung der natürlichen Umwelt hat bereits einen sehr positiven Einfluss auf die Gesundheit. Erlebe die Klänge, Düfte und Farben der Natur. Umarme einen Baum. Entschleunige und verlangsame.

Bewegungstherapie

Tai Chi

Tai Chi ist eine schöne Alternative. Es verbindet Achtsamkeit und langsame rhythmische Bewegungen des Körpers. Die wohltuende Wirkung ist mit der des Spazierengehens vergleichbar, da der Stoffwechsel beruhigt und zentriert wird.

Spaziergänge (in der Natur)

Um den Cortisolspiegel im Gleichgewicht zu halten, ist es ratsam, nicht über einen längeren Zeitraum zu sitzen oder inaktiv zu bleiben. Es empfiehlt sich, einen Schrittzähler oder eine Schrittzähler-App zu verwenden, die deine täglichen Bewegungen aufzeichnet. 5000 bis 10000 Schritte sind für die meisten Menschen ein sehr guter Wert. Ein Spaziergang am Abend in gemütlichem Tempo für mindestens zehn Minuten ist eine sinnvolle Vorbereitung für einen erholsamen Schlaf.

Wassertherapie

Hydrotherapie

Der Wechsel von Wärme und Kälte ist eine wirksame Methode zur Entgiftung – auch bekannt als Hydrotherapie. Die Hydrotherapie ergänzt die natürliche Entgiftung des Körpers (2 Minuten warmes und 2 Minuten kaltes Wasser über den Körper fließen lassen). Probiere zwei bis drei Anwendungen aus und überzeuge dich selbst.

Kontrastduschen (abwechselnd warmes und kaltes Wasser)

Eine Kontrastdusche, auch bekannt als Wechseldusche, ist eine Art verein-
fachte Hydrotherapie. Das Wasser wird so heiß wie möglich angestellt, um
den Körper unter dem Wasserstrahl zu erwärmen. Ich nähere mich fast dem
Punkt, der für mich unangenehm wird. Und dann lasse ich das Wasser so kalt
wie möglich laufen. Klar, dass es mir den Atem nimmt und mich wie einen
Hund keuchen lässt. Ich warte 20 bis 30 Sekunden und wechsle dann wieder
auf heiß, um mich wieder aufzuwärmen. Schon nach 3 Runden spürt man,
wie der Körper in den Entspannungsmodus wechselt. Schließe die Behandlung immer mit kaltem Wasser ab und lege dich dann ins Bett. So kannst du
schlaflose Nächte in den Griff bekommen!

Heiße Bäder mit Bittersalz (3-4 Tassen pro Badewanne)

Heiße Bäder sind eine wunderbare Möglichkeit, den Körper zu entgiften und
Giftstoffe auszuscheiden, während man sich entspannt. Das Schwitzen kann
besonders nützlich sein, um eine Gruppe von Giftstoffen zu bekämpfen, die
als persistente organische Schadstoffe oder POPs bezeichnet werden. Diese
Verbindungen können als hormonelle Schadstoffe im Körper wirken, weshalb ihre Ausscheidung die Hormonfunktion wiederherstellen könnte.

Wenn du dich vor dem Schlafengehen für eine Weile in einer warmen Bade-
wanne entspannst, kann dein Körper ein Gefühl der Entspannung erreichen
und einen erholsamen Schlaf erreichen. Noch wirkungsvoller ist die Zugabe
von Bittersalzen (Magnesiumsulfat). Bei Menschen, die ständig unter Stress
stehen, fehlt es häufig an diesem Mineral. Bittersalze werden durch die Haut
aufgenommen, so dass ein Bad mit Bittersalz den Magnesiumspiegel erhöhen, das Energielevel verbessern und die Muskeln entspannen kann.

Infrarotsauna-Therapie

Die Infrarotsauna-Therapie hilft nachweislich, die Durchblutung und das
Hautbild zu verbessern. Ein Saunagang reinigt den Körper von Pestiziden,
PCB, Metallen und anderen Giftstoffen. Die Anwendung einer Infrarotsauna
verbessert die Fähigkeit des Körpers, diese Giftstoffe über die Haut auszuscheiden. Teste die Infrarotsauna, um Entzündungen zu reduzieren, den
Stoffwechsel zu verbessern und letztendlich die Fettverbrennung zu unterstützen.

Floating

Beim Floating handelt es sich um einen mit Salzwasser angereicherten ellip-tischen Wassertank. Durch das warme, licht- und schalldichte Becken er-reicht man eine Tiefenentspannung. Isoliert von äußeren Reizen schwebt und treibt man auf der Wasseroberfläche.

Berührungs- und Gruppentherapie

Orgasmus

Sex und Masturbation sind Tabuthemen in unserer Gesellschaft. Der Orgas-mus, ob durch Masturbation oder Sex, versetzt den Stoffwechsel sofort in den Entspannungs- und Erholungsmodus. Ein Orgasmus baut Stress ab und ist einer der besten, wenn nicht sogar der beste Weg, um Cortisol zu reduzie-ren und zu entspannen. Frauen zeigen im Vergleich zu Männern einzigartige Veränderungen im Gehirn nach dem Orgasmus. Der Grund dafür ist die Freisetzung von Oxytocin, dem Liebes- und Bindungshormon. Oxytocin senkt das Cortisol und bei Frauen ist die Produktion von Oxytocin wesent-lich höher als bei Männern.[7]

Das Ergebnis sind eine bessere Konzentration, eine stärkere Schmerztole-ranz und eine verminderte Konzentration an Stresshormonen. Frauen kön-nen von Orgasmen sowohl vor als auch nach dem Training profitieren, da sich der Fokus ändert und die Schmerzen reduziert werden, während Männer von einem Orgasmus nach dem Training profitieren können. Ein Orgasmus, egal ob durch Masturbation oder Sex, ist eine der wirksamsten Methoden, um die Ergebnisse in diesem Programm zu maximieren. Ein Orgasmus kann dich beruhigen und dir helfen ein- und durchzuschlafen.

Kuscheln & alle Formen von körperlicher Zuneigung

Das wirksame Hormon Oxytocin nimmt auch zu, wenn wir uns küssen, um-armen oder kuscheln. In Verbindung mit Sex verstärkt das Kuscheln die Wir-kung (z. B. Kuscheln nach dem Sex) und führt zu einem spürbaren Stressab-bau. Durch ein langes Kuscheln und Schmusen versinkt man in eine ent-spannte Glückseligkeit.

---

[7] *(Huynh HK 2013)*

Selbsthilfegruppen /
mit anderen Betroffenen in Kontakt treten

Das Zusammensein und der Austausch mit anderen Frauen über die Symptome, die Gewichtszunahme oder das tägliche Leben schafft eine enge Bindung und fördert die Freisetzung von Oxytocin, das auch durch rein psychologische Mechanismen wie soziale Bindungen und Vertrauen angeregt wird.[8]

Weitere R&E-Aktivitäten

✓ *Entspannende Kräutertee-Zeit (Kamille, Passionsblume, Baldrian, Hopfen, Helmkraut u. a.)*

✓ *Entspannende Musik & Klänge (Klassik, Spa-Musik & Naturgeräusche): Wellness-Musik bei Kerzenschein ist eine perfekte Möglichkeit, die stresslösende Wirkung der Wassertherapie zu verstärken.*

✓ *Freude & Lachen im Freundes- und Bekanntenkreis: Lachen senkt das Cortisol. Deshalb ist es wichtig, dass du Zeit mit Freunden verbringst, mit deiner Familie verbunden bist, in der Nähe von Haustieren bist und alles andere, was dich in eine glückliche Stimmung versetzt.*

✓ *Lesen und kreative Tätigkeiten (Malen, Zeichnen, Schreiben usw.)*

✓ *Sonnenbaden (ohne Sonnenbrand)*

✓ *Spa-Behandlungen (Maniküre, Pediküre, Gesichtsbehandlung usw.)*

✓ *Übernachtungen*

✓ *Zeit mit Haustieren (solange sie dich nicht stressen)*

✓ *Zeit mit der Familie und den Lieben (solange sie dich nicht stressen)*

---

[8] *(K. Uvnäs-Moberg 2005)*

Verstehst du den Sinn des Ganzen? Es geht darum, einen neuen Lebensstil zu schaffen. Anstatt darüber nachzudenken, länger auf dem Laufband zu laufen oder in das Fitnessstudio zurückzukehren, solltest du dir überlegen, mehr Ruhe und Erholung zu finden. Es gilt, so viele verschiedene Möglichkeiten und Anwendungen wie möglich zu entdecken und zu nutzen. In der heutigen Zeit gibt es immer mehr Möglichkeiten: Wellness-Zentren, Floating, Massagetechniken, Saunen, die Liste geht weiter und weiter. Massagen, Spa-Therapien, heiße Bäder und lange Duschen reduzieren Stresshormone.

Diese Aktivitäten umfassen auch kreative Aktivitäten wie Schreiben, Malen oder andere künstlerische Aktivitäten. Meditations- und Achtsamkeitsübungen sind ebenfalls ein großer Teil davon. Gemütliche Stunden bei Kräutertee (mit Blick aus dem Fenster), Vogelbeobachtung, entspannende Musik, friedliches Sitzen auf einer Parkbank, während die Welt vorbeizieht, oder das Lesen eines Buches sind alles Formen der Achtsamkeit und Meditation.
Der Sinn ist es, herauszufinden, was für dich funktioniert und es zu tun. Nutze diese Möglichkeiten, um deinen Stress abzubauen und dein Körper wird es dir danken. Vernachlässige diesen Teil des Programms nicht. Es ist einer der größten Fehler, die du auf dem Weg zu deiner Wunschfigur machen kannst. Und wenn du „alles richtig machst", dich aber trotzdem festgefahren fühlst, hoffe ich, dass dieses Kapitel dir hilft, deine Situation zu verbessern.

Nun, wie überall, wenn du es nicht gewohnt bist, wird es eine gewisse Umstellung erfordern. Auch die Ernährung sollte gewissenhaft auf deine Bedürfnisse abgestimmt sein. Die 3-2-1-Methode ist ein Konzept, bei dem du weniger isst und weniger trainierst, dafür aber mehr Maßnahmen zur Stressbewältigung ergreifst.

Die Auseinandersetzung mit dem Thema Stress ist wichtig. Der moderne westliche Lebensstil ist jedoch völlig ungeeignet, um den Umgang mit Stress zu erlernen. Es ist von entscheidender Bedeutung, dass du alles in deiner Macht Stehende tust, um den Stress auf ein Minimum zu reduzieren. Im Folgenden findest du einige Empfehlungen für jede Phase.

Prämenopause

Östrogen fluktuierend, Progesteron-Mangel

Ein Aspekt, der für dich besonders nützlich sein könnte, sind soziale Aktivitäten mit deinen Freunden, bei denen du dich auch mit entspannenden Behandlungen wie Wellness, Gesichtsbehandlungen, Pediküren oder Massagen verwöhnen lassen kannst. Soziale Kontakte sind in dieser Lebensphase ein wichtiger Aspekt, um dich vor einigen der unvorhersehbaren Begleiterscheinungen zu schützen. Indem du mehr Zeit mit Freunden verbringst, die dasselbe durchmachen, kannst du loslassen, dich mit ihnen verbinden und deinen Stress abbauen. Lass dich verwöhnen, indem du dir z. B. die Hände und Nägel oder die Gesichtshaut pflegen lässt, eine Massage bekommst oder deinen Körper und deine Seele auf andere Weise entspannst. Es kommt dir in zweierlei Hinsicht zugute. Plane mindestens 2 bis 4 soziale Aktivitäten pro Woche mit Freunden und/oder Familie. Dazu gehören auch Wandergruppen oder Kreativgruppen wie Literaturvereine und dergleichen.

Ich bitte dich, so oft wie möglich Spa-Behandlungen in Anspruch zu nehmen – mindestens dreimal pro Woche. Ich weiß, dass dies zu einem zeitlichen und finanziellen Problem werden kann, und ich möchte nicht, dass du dich deswegen stresst. Wenn der finanzielle Aspekt eine Rolle spielt, dann solltest du günstigere Alternativen wie etwa eine Selbstmassage oder Stretching-Kurse (z.B. restauratives Yoga) in Betracht ziehen.

Menopause

Östrogen- und Progesteron-Mangel

Nach Absinken der Östrogen- und Progesteronwerte wird das bereits fein abgestimmte Stress-Barometer noch empfindlicher, weil du noch stärker auf das Stresshormon Cortisol reagierst. Stressabbau ist der beste Weg, um mit diesen neuen Herausforderungen umzugehen, die sich aus der reduzierten Östrogen- und Progesteronproduktion ergeben. In unserer Gesellschaft ist das jedoch nicht so einfach.

Ein ausgiebiger Schlaf ist wahrscheinlich das Allerwichtigste, was eine Frau in diesem Lebensabschnitt tun kann, um ihren Körper in einen Modus der regenerativen Erholung zu versetzen. Es gibt nur ein Problem: Es kann schwierig sein, nachts einzuschlafen, weil sich deine Hormone verändert haben. Um dem entgegenzuwirken, kannst du neben dem Schlafen zwei weitere

Maßnahmen ergreifen, um dein System neu zu starten: Nickerchen und Meditation.

Versuche deinen Schlaf durch die folgenden 3 Schritte zu verbessern

- ✓ Zuallererst solltest du eine Stunde früher ins Bett gehen und eine Stunde später aufstehen, bevor du den Tag beginnst. Erreiche 9 Stunden erholsamen Schlaf für jede Nacht.
- ✓ Zweitens möchte ich, dass du an fünf Tagen in der Woche zwischen Mittag und 16:00 Uhr ein kurzes 10 bis 30-minütiges Nickerchen hältst.
- ✓ Und schließlich möchte ich, dass du mindestens 5 Minuten an 3 oder mehr Tagen in der Woche meditierst, indem du dich auf deinen Atem konzentrierst.

Postmenopause

Östrogen- und Progesteron-Mangel

In diesem Lebensabschnitt führt der Alterungsprozess dazu, dass die Eierstöcke ihre Fähigkeit verlieren, auf die Anforderungen des Stoffwechsels zu reagieren. Daher musst du lernen, wie du diese Anforderungen antizipieren kannst, um die richtigen Maßnahmen zu ergreifen. Der wichtigste Schritt, den du ergreifen kannst, ist der Abbau von Stress. Und gerade bei postmenopausalen Frauen ist der Schlaf der beste Weg, um Stress abzubauen. Die Besonderheit ist, dass die Veränderungen im Hormonspiegel den Schlaf erschweren können. Triff die richtigen Entscheidungen, um deinen Schlaf zu verbessern (siehe Menopause – Östrogen- und Progesteron-Mangel).

Schritte

Es gibt einen Unterschied zwischen Bewegung und Sport. Sport kann eine zusätzliche Belastung für den Körper sein, insbesondere in den Wechseljahren, während Bewegung ein wesentlicher Bestandteil des täglichen Lebens ist.

Bewegung erhöht die Empfindlichkeit des Körpers gegenüber Insulin und wenn man sich entspannt, wie etwa bei einem gemütlichen Spaziergang, wird auch das Cortisol gesenkt. Du hast bestimmt bemerkt, dass langsames Gehen als Gegenmittel gegen Stress sowohl in diesem Kapitel als auch im vorherigen Kapitel erscheint. Es ist wahrscheinlich der wichtigste Aspekt dieses Programms. Du kannst nicht zu viel gehen, solange das Gehen nicht zum Power-Walking wird. Halte das Tempo langsam und gemütlich. Studien haben gezeigt, dass das Gehen in einer landschaftlich reizvollen Umgebung wie in der Natur oder in einem Park einen noch größeren Einfluss auf den Abbau von Stresshormonen hat.[9]

Es empfiehlt sich, einen Aktivitäts-Tracker zu verwenden, der deine Schritte aufzeichnet. Mein Team schätzt und nutzt den Fitbit. Nimm dir zwischen 60.000 bis 70.000 Schritte pro Woche vor. Noch mehr wäre wünschenswert, wenn es kein Power-Walking ist, sondern ein gemütliches Wandern.

Bewegung im Alltag (NEAT)

Betrachte Bewegung als die Gesamtheit aller Aktivitäten des täglichen Lebens. Dazu gehört, von einem Ort zum anderen zu gehen, im Garten zu arbeiten, zu kochen, Müll zu entsorgen, in den Supermarkt oder ins Fitnessstudio zu gehen, die Wohnung zu putzen, Sex zu haben oder einfach am Computer zu tippen u. v. m. Bewegung muss Priorität haben. Achte darauf, dass du jede Gelegenheit nutzt, dich zu bewegen. Du kannst dich nicht zu viel bewegen, aber du kannst zu viel trainieren.

All dies bezeichnen Forscher als „Non-Exercise Activity Thermogenesis", zu Deutsch „Aktivitätsthermogenese ohne Sport". NEAT bezieht sich also auf die Energie, die du während deiner täglichen Routine verbrauchst.

---

[9] *(Karjalainen 2010)*

Telefonierst du wie die meisten Menschen im Sitzen? Du könntest auch einfach im Stehen oder Gehen telefonieren. Steh öfters mal von deinem Schreibtisch auf und geh herum. Nimmst du immer den Aufzug? Wenn es dein Körper zulässt, solltest du dich daran gewöhnen, die Treppe zu nehmen. Bevor du zum nächsten Supermarkt fährst, lohnt es sich, das Auto stehenzulassen und zu Fuß einkaufen zu gehen. Wenn du deine Gewohnheiten änderst, wirst du in der Lage sein, viel mehr Kalorien pro Tag zu verbrennen.

Ohne NEAT wird man nicht in der Lage sein, die gewünschten Ergebnisse zu erzielen. Es ist ein Weg, um sicherzustellen, dass wir uns mehr bewegen, so wie es unsere schlanken Vorfahren taten. Unsere Vorfahren sind den ganzen Tag unterwegs gewesen. Studien zeigen, dass sie täglich 11 bis 32 Kilometer zurücklegten und dabei oft Babys oder Ausrüstung trugen. Im Gegensatz dazu sitzen Männer und Frauen heute über 90 % ihrer Wachperiode. Dies hat weitreichende Folgen für die Gesundheit.[10, 11]

Warum Bewegung (NEAT) wichtiger sein könnte als Krafttraining

Eine bahnbrechende Studie hat gezeigt, dass Inaktivität der größte Risikofaktor für Diabetes und Herzerkrankungen sein könnte – zwei Folgen eines geschädigten Stoffwechsels im Endstadium. In einer Studie konnte gezeigt werden, dass Bewegung ein weitaus besserer Indikator für die Gesundheit ist als moderate oder sogar intensive körperliche Aktivität.[12]

Mit anderen Worten, den ganzen Tag zu sitzen und dann einen schweißtreibenden 30-minütigen Lauf zu machen, hat nicht annähernd so positive Auswirkungen auf Gesundheit und Stoffwechsel wie einfach mehr Bewegung.[13] Diese und ähnliche Studien haben viele Gesundheits- und Fitness-Experten dazu bewogen, einen Großteil ihrer Bemühungen darauf zu konzentrieren, Menschen zu motivieren, sich mehr zu bewegen und weniger Sport zu treiben. Einige der aus dieser Studie abgeleiteten Empfehlungen deuten darauf hin, dass die tägliche Sitzdauer begrenzt werden sollte. Viele schlagen vor, dass dieser Grenzwert auf 90 Minuten festgelegt werden sollte.

---

[10] *(Levine 2006)*

[11] *(Ekelund 2016)*

[12] *(Henson 2013)*

[13] *(Young 2016)*

Können einfache Bewegungen wirklich helfen, Gewicht zu verlieren oder sogar effektiver als Krafttraining sein?

Eine weitere Studie zeigte, dass es keinen signifikanten Unterschied gibt, ob man 20 km pro Woche läuft oder 20 km pro Woche geht, in Bezug auf die Gewichtsreduktion und die Verbesserung der kardiovaskulären Gesundheit.[14] Dieses Ergebnis mag dich überraschen, aber wenn du bedenkst, dass viele Studien gezeigt haben, dass intensives Training, obwohl es gesund ist, kompensatorische Reaktionen hervorrufen kann, die den Hunger und die Lust auf Nahrung erhöhen, beginnen Studien wie diese Sinn zu ergeben. Einige vermuten, dass dieser Effekt durch das Stresshormon Cortisol verursacht wird. Bei intensivem Training wird verstärkt Cortisol im Körper ausgeschüttet, was sich negativ auf die Gesundheit und den Stoffwechsel auswirken kann. Diese Effekte werden offenbar durch Bewegungen mit geringer Intensität, wie z. B. Spaziergänge, abgeschwächt.

Spaziergänge

Das Spazierengehen ermöglicht es dir, dich viel öfter zu bewegen, ohne deinen Körper zusätzlich zu belasten. Es ist eine der wenigen Bewegungsformen, die nachweislich Cortisol reduziert und kaum Auswirkungen auf den Hunger hat. Noch wirkungsvoller ist ein Spaziergang in der Natur.

Was du mitnehmen solltest: Mehr Sport ist nicht unbedingt von Vorteil, mehr Bewegung schon. Du wärst besser dran, dich den ganzen Tag zu bewegen, als den ganzen Tag zu sitzen und nach der Arbeit intensiv zu trainieren. Das Gehen senkt das Cortisol und hat keine Auswirkung auf den Appetit.

Deshalb empfehle ich dir, mindestens 10.000 Schritte pro Tag zu gehen. Das muss im Mittelpunkt deines Plans stehen. Selbst wenn du deine Ernährung und dein Training auf deine Bedürfnisse zugeschnitten hast, kann ich dir fast versichern, dass du nicht die gewünschten Ergebnisse erzielen wirst, wenn du nicht gehst.

Es sei darauf hingewiesen, dass 5.000 Schritte für die meisten Menschen knapp einer Stunde pro Tag entsprechen. Wenn du zwei Stunden zu Fuß unterwegs bist, bist du voll auf Kurs. Keine Sorge, das sind nicht 2 Stunden auf einmal. Wenn ich von zwei Stunden spreche, meine ich die gesamte Zeit,

---

[14] *(Duscha BD 2005)*

die du unterwegs gewesen bist. Eine bessere Möglichkeit, dies zu messen, ist die Verwendung eines Schrittzählers. Zwei Stunden sind etwa 10.000 Schritte, die sich im Laufe des Tages ansammeln. Im Folgenden einige Vorschläge für die einzelnen Phasen.

Prämenopause

Östrogen fluktuierend, Progesteron-Mangel

In dieser turbulenten Zeit fühlst du dich an manchen Tagen ausgeglichen und produktiv und an anderen vielleicht völlig überfordert und erschöpft. Ein etwas schnellerer und flotterer Spaziergang (irgendwo zwischen einem langsamen Spaziergang und einem Power-Walk, also 5 bis 8 km/h) am Morgen nach dem Aufstehen kann eine anregende und ausgleichende Wirkung auf den gesamten Organismus haben.

Ein gemächlicher Spaziergang in den Abendstunden auf einem Mäanderweg mit gezielten tiefen Atemzügen wirkt gegen Schlaflosigkeit und Angstzustände. Spaziergänge sind zu jeder Zeit von Vorteil, aber sie sollten in den Morgen- und Abendstunden nicht fehlen. Nimm dir täglich 10.000 Schritte vor.

Menopause

Östrogen- und Progesteron-Mangel

Nach der Prämenopause ist die Situation deutlich weniger anfällig für Fluktuationen. Es empfiehlt sich auf jeden Fall, das Spazierengehen auf 10.000 bis 20.000 Schritte pro Tag auszudehnen, also 2 bis 4 Stunden pro Tag. Es ist mir klar, dass dies nach viel aussieht, aber du sammelst die Schritte durch die täglichen Aktivitäten (herumlaufen bei der Arbeit, Wäsche waschen, Gartenarbeit und vieles mehr).

Um sicherzustellen, dass du dich in Bewegung hältst, versuche tagsüber zwei bis drei 30- bis 40-minütige Spaziergänge zu machen, und bleibe aktiv und auf den Beinen. Denke daran, dass dich dein Stoffwechsel leiten wird. Das Gehen kann kaum übertrieben werden und ist eine der wenigen Aktivitäten, bei der mehr fast immer besser ist. In manchen Fällen kann es aber auch zu viel werden. Wenn dein Stoffwechsel, also deine Biofeedback-Empfindungen (AHESS) in Schach gehalten werden, bist du auf dem richtigen Weg.

Postmenopause

Östrogen- und Progesteron-Mangel

In dieser Phase deines Lebens hast du einen niedrigen Östrogen- und Progesteronspiegel, aber einen relativ hohen Testosteronspiegel. Dies kann zu einem Anstieg des Bauchfetts führen, was viele Frauen beunruhigt. Das Spazierengehen ist ein Bauchfett-Killer, weil es die Insulin- und Cortisol-Effekte vermindert, die durch den Wegfall der weiblichen Hormone entstehen.

Nimm dir 10.000 bis 20.000 Schritte pro Tag vor. Dies kann durch 2 zweistündige oder 4 zweistündige Spaziergänge oder einfach durch das Sammeln der Schritte im Alltag erreicht werden. Es ist ratsam, einen Aktivitäts-Tracker (Schrittzähler) zu verwenden, um die Schritte leicht zu verfolgen.

Aber das bedeutet nicht, dass das Training keine Rolle spielt. Vielmehr kann ein synergistischer Effekt erzielt werden, indem das Gehen mit einem intensiven Workout verbunden wird. Deshalb empfehle ich, nach dem Training einen gemütlichen 30-minütigen Spaziergang zu machen. Obwohl ein erhöhter Cortisolspiegel die Fettverbrennung während des Trainings fördert, ist es wichtig, dass das Cortisol nach dem Training nicht erhöht bleibt.

Beim Spazierengehen kann das Cortisol unmittelbar nach dem Training gesenkt werden. Der Spaziergang nach dem Training ist ideal, um sich zu regenerieren und in Bewegung zu bleiben. Es ist einfach sehr angenehm. Nimm dir also nach dem Training etwas Zeit für einen Spaziergang und vergiss nicht, immer mal wieder aufzustehen und dich zu bewegen. Geh in den Supermarkt, nimm die Treppe bei der Arbeit, mach eine gemütliche Wanderung mit deiner Familie oder was auch immer dich sonst noch antreibt, dich mehr zu bewegen!

Stärkung [Kräftigung]

Führe zweimal pro Woche ein Kräftigungstraining durch. Diese Trainingseinheiten bestehen aus Ganzkörper-Übungen und werden im Folgenden näher beschrieben. Sie tragen dazu bei, den Körper für Insulin zu sensibilisieren, den Stoffwechsel anzuregen und die Knochen zu stärken. Das Training ist so konzipiert, dass es zu Hause mit Kurzhanteln durchgeführt werden kann. Für Fortgeschrittene empfiehlt sich jedoch der Besuch eines voll ausgestatteten Fitnessstudios, um mit relativ schweren Hanteln oder Maschinen zu trainieren.

Die folgenden Übungen werden mit **4 Sätzen von je 8-12 Wiederholungen** durchgeführt:

Liegestütze

Bulgarische Kniebeuge

vorgebeugtes Rudern

Schulterdrücken

Krafttraining

Bei diesem Training handelt es sich um ein klassisches Gewichtstraining, das entweder zu Hause mit Kurzhanteln oder in einem Fitnessstudio absolviert werden kann. Mache vier Sätze von jeder der folgenden vier Übungen und achte dabei auf die folgenden Punkte:

> ➤ *Verwende ein Gewicht, um einen Bereich von 8-12 Wiederholungen einzuhalten.*
>
> ➤ *Wenn du mehr als 12 saubere Wiederholungen schaffst, solltest du das Gewicht erhöhen.*
>
> ➤ *Wenn du nicht in der Lage bist, mindestens 8 saubere Wiederholungen zu erreichen, solltest du das Gewicht reduzieren.*

Bei der Verwendung von Kurzhanteln kannst du schnell das richtige Gewicht bestimmen, indem du ein Gewicht verwendest, von dem du nicht mehr als 3 Wiederholungen ausführen kannst. Das Gewicht, das für die Übungen verwendet werden soll, entspricht etwa der Hälfte dieses Gewichts.

Liegestütze

Starte von oben. Die Hände sollten schulterbreit auseinander und parallel zur Brust sein. Die Halswirbelsäule ist gerade, der Blick richtet sich direkt auf den Boden. Die Füße sind eng beieinander und die Zehen auf dem Boden (wenn dir die normalen Push-Ups nicht gelingen, lass dich auf die Knie fallen und halte sie eng zusammen). Halte deinen Rumpf stramm, während du deinen Bauchnabel in Richtung Wirbelsäule nach innen ziehst. Gesäß und Bauch bleiben die ganze Zeit angespannt. Senke dich nun langsam auf den Boden, bis deine Brust den Boden erreicht. Achte darauf, dass deine Hände leicht nach außen zeigen, so dass deine Ellbogen am Körper anliegen und nicht zu den Seiten ausbrechen. Jetzt drückst du dich mit Brust und Armen nach oben, um dich wieder in deine Ausgangsposition zu bringen. Wiederhole diesen Vorgang 8-12-mal. Fortgeschrittene können auch Liegestütze in Schräglagen oder Bankdrücken ausprobieren.

Bulgarische Kniebeuge

Beginne mit einem Ausfallschritt, bei dem der Fußrücken des hinteren Beines auf der Sitzkante eines Stuhls oder einer Bank aufliegt. Die Brustwirbelsäule aufrichten, den Bauch anspannen und den Hals gerade halten, während du gerade nach vorne schaust. Die Zehen des vorderen Beines sind gerade nach vorne gerichtet. Senke nun das hintere Knie auf den Boden. Dadurch wird das vordere Knie gebeugt. Langsam nach unten fallen lassen, bis der vordere Oberschenkel parallel zum Boden verläuft. Achte darauf, dass du deinen Kopf und deine Brustwirbelsäule immer aufrecht hältst. Jetzt drückst du dich mit der Ferse des vorderen Fußes nach oben, bis der Körper in seine Ausgangsposition zurückgekehrt ist. Wiederhole den Vorgang 8-12-mal. Wenn dir die Übung zu leicht fällt und du mehr als 12 Wiederholungen schaffst, solltest du Kurzhanteln in den Händen halten. Nach 8-12 Wiederholungen auf einem Bein, Position wechseln und 8-12 Wiederholungen auf dem anderen Bein durchführen.

Vorgebeugtes Rudern

Die Knie sind leicht angewinkelt und das Gesäß nach hinten geschoben, so dass der Oberkörper leicht nach vorne gebeugt ist. Achte darauf, dass dein unterer Rücken nicht zu stark gekrümmt oder der Oberkörper zu weit nach vorne geneigt ist. Spanne deinen Bauch und dein Gesäß an, so dass dein Rumpf gerade und stabil bleibt. Der Oberkörper steht in einem Winkel von 45 Grad zum Boden. Der Kopf und die Halswirbelsäule sollten gerade und der Blick auf den Boden gerichtet sein. Halte Kurzhanteln in deinen Händen und lass sie mit geraden Armen hängen. Die richtige Position wird so gewählt, dass die Gewichte nach außen und leicht vor den Knien positioniert sind. Das Gewicht locker an den Beinen hängen lassen.

Zieh nun die Gewichte mit den Armen nach oben, indem du deine Ellbogen diagonal nach hinten-oben zur Decke bewegst. Dies sollte dazu führen, dass die Schulterblätter gegeneinander gedrückt werden. Die Endposition der Hanteln sollte auf Höhe des Bauchnabels liegen. Lass die Gewichte langsam und kontrolliert ab, bis sie in der Ausgangsposition sind und wiederhole den Vorgang 8-12-mal. Diese Position ist für einige Anfänger kaum zu halten. Wer zu viel Belastung im Rücken spürt, kann sich auf einen Stuhl setzen, sich nach vorne lehnen und von hier aus loslegen. In einem Fitnessstudio können die Maschinen oder die Kabelzüge benutzt werden. Fortgeschrittene werden es vielleicht vorziehen, bei dieser Übung eine Langhantel anstelle von Kurzhanteln zu verwenden.

Schulterdrücken

Positioniere dich mit schulterbreiten Füßen und leicht angewinkelten Knien, Handflächen einander zugewandt, so dass der Kopf einer Seite der Kurzhantel deine Schultern sanft berührt. Achte darauf, dass deine Brustwirbelsäule aufgerichtet ist und dein Kopf und Hals gerade sind, mit dem Blick nach vorne gerichtet. Bauch und Gesäß stets angespannt halten. Jetzt drückst du die Kurzhanteln senkrecht nach oben, bis deine Arme fast vollständig ausgestreckt sind. Lass die Gewichte langsam und kontrolliert ab, bis sie die Schulter wieder sanft berühren. Wiederhole den Vorgang 8-12-mal.

Sprints

Sprints sind einfach Trainingseinheiten, die den Stoffwechsel anregen und auf die Fettverbrennung abzielen. Wenn sich dein Körper atemlos, brennend, schwer und warm anfühlt, weißt du, worum es geht. Es gibt viele verschiedene Arten von Übungen, die im Folgenden beschrieben werden.

Sprinttraining

Dieses Training erfordert lediglich eine Laufstrecke, typischerweise eben, aber viele bevorzugen einen leichten Anstieg. Diese Sprints können von 50 bis 100 Metern Länge sein. Es ist wichtig, dass du das Sprinttraining langsam angehst und beendest. Am Anfang wäre es eine gute Idee, nicht 100 % zu geben. Es dauert mehrere Wochen bis Monate, um die Kraft und Flexibilität aufzubauen, die notwendig ist, um die Laufleistung zu verbessern. Die gute Nachricht ist, dass es nicht notwendig ist, mit größtmöglicher Intensität zu laufen. Auch bei halber bis drei Viertel deiner Höchstgeschwindigkeit sind sie sehr effektiv und anstrengend. Laufe 50 bis 100 Meter und kehre dann langsam zu deinem Ausgangspunkt zurück. Das Lauftraining sollte mindestens 5 Minuten dauern, mit bis zu max. 10 Sprints.

Zirkeltraining

Dieses Training ist eigentlich ganz einfach. Wähle einfach vier Ganzkörper-Übungen. Führe 12 Wiederholungen einer Übung aus und springe dann direkt zur zweiten Übung. Führe 12 Wiederholungen der zweiten Übung aus und springe zur dritten Übung. Schließe die dritte Übung erneut mit 12 Wiederholungen ab und beginne dann mit der vierten. Nachdem du 12 Wiederholungen der vierten Übung erreicht hast, beginnst du wieder von vorne, indem du 12 Wiederholungen der ersten Übung machst.

Du setzt diesen ununterbrochenen Kreislauf fort, von einer Übung zur nächsten, ohne Pause, bis du einen Punkt erreichst, an dem du so erschöpft bist, dass du anhalten und dich erholen musst. Jetzt ruhst du dich aus, indem du in aller Ruhe durch die Gegend gehst, bis du das Gefühl hast, dass du wieder loslegen kannst. Sobald du bereit bist, fängst du genau dort wieder an, wo du aufgehört hast. Das Training sollte 20 Minuten lang sein. Nach 20 Minuten bist du erledigt und hast es geschafft.

Das folgende Diagramm zeigt, wie dieses Training abläuft. Für die Übungen genügen zwei Kurzhanteln.

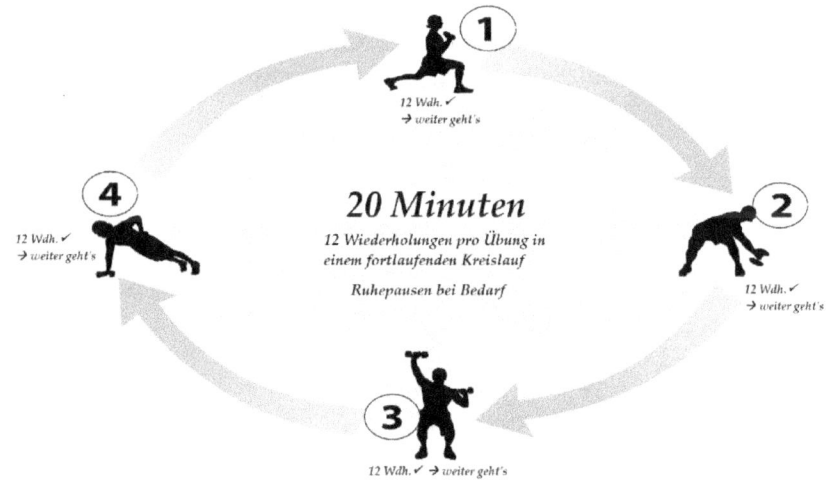

20 Minuten

12 Wiederholungen pro Übung in einem fortlaufenden Kreislauf

Ruhepausen bei Bedarf

12 Wdh. ✔
→ *weiter geht's*

5 Trainingsregeln

4 unterschiedliche Übungen auswählen

Von jeder Übung jeweils 12 Wiederholungen durchführen & direkt zur nächsten Übung wechseln.

Einen Zirkel durchlaufen, bei dem jede Übung nacheinander ausgeführt wird.

Ruhe dich aus, wenn es sein muss - danach wieder genau dort anknüpfen, wo du aufgehört hast.

Nach 20 Minuten solltest du so viele Runden wie möglich zurückgelegt haben.

Nachdem du die richtigen Trainingsgewichte ausgewählt hast (siehe unten), folge den 5 Trainingsregeln. Versuche mindestens 4 Runden in 20 Minuten zu absolvieren, wobei dein Ziel 5 Umläufe sind. Sobald du 5 Runden geschafft hast, steigere dein Gewicht von 1 bis 2,5 kg pro Kurzhantel. Hast du erst einmal dein eigenes Zirkeltraining festgelegt, kannst du es 6-mal über einen Zeitraum von 2 Wochen durchführen, bevor du ein komplett neues Zirkeltraining mit 4 unterschiedlichen Übungen beginnst.

Hinweis zur Auswahl der Gewichte:
Führe 3 perfekte Kurzhantel Bizeps Curls durch. (keine 2 zu einfachen, keine 4 zu schweren), dann halbierst du das Gewicht. Verwende dieses Gewicht zum Start deines nächsten Workouts.

Stoffwechsel-Training

Weitere Möglichkeiten für dieses Sprint-basierte Training sind Stoffwechsel-Trainings. Diese Trainings sind sehr effektiv, aber sie sind nur für Fortgeschrittene gedacht. Einsteiger, körperlich eingeschränkte oder nicht leistungsfähige Menschen beschränken sich auf das Gehen und das klassische Krafttraining. Diejenigen, die erfahren, fit und ohne Einschränkungen sind, werden hier einige der effektivsten Trainingsformen zur Fettverbrennung finden.

Das Stoffwechsel-Training besteht aus zwei oder mehr Übungen (Super- oder Mega-Sätze), die in einer Reihe durchgeführt werden. Die Wiederholungen werden dann entweder erhöht (Aufwärtsreihe) oder reduziert (Abwärtsreihe).

Dieses Training regt den Stoffwechsel an und belastet bestimmte Muskelgruppen. Nachfolgend einige Beispiele für eine Aufwärtsreihe zur Vereinfachung und Verdeutlichung.

Super-Satz:
Liegestütze + vorgebeugtes Rudern + Sit-Ups (Aufwärtsreihe)

1 Liegestütz + 1 Ruderzug + 1 Sit-Up
2 Liegestütz + 2 Ruderzüge + 2 Sit-Ups
3 Liegestütz + 3 Ruderzüge + 3 Sit-Ups
Beginne von vorne
1 Liegestütz + 1 Ruderzug + 1 Sit-Up
2 Liegestütze + 2 Ruderzüge + 2 Sit-Ups
3 Liegestütze + 3 Ruderzüge + 3 Sit-Ups
Beginne von vorne

Das Wiederholungsschema kann erhöht oder verringert werden. Das erste Beispiel ist ein antagonistischer Super-Satz.

Beispiel für einen Mega-Satz:

Mega-Satz:
Burpee + Liegestütze + Rudern + Schulterdrücken (Abwärtsreihe)

5 Burpees + 5 Liegestütze + 5 Ruderzüge + 5 Schulterdrücken

4 Burpees + 4 Liegestütze + 4 Ruderzüge + 4 Schulterdrücken

3 Burpees + 3 Liegestütze + 3 Ruderzüge + 3 Schulterdrücken

2 Burpees + 2 Liegestütze + 2 Ruderzüge + 2 Schulterdrücken

1 Burpee + 1 Liegestütz + 1 Ruderzug + 1 Schulterdrücken

Beginne von vorne

5 Burpees + 5 Liegestütze + 5 Ruderzüge + 5 Schulterdrücken

4 Burpees + 4 Liegestütze + 4 Ruderzüge + 4 Schulterdrücken

3 Burpees + 3 Liegestütze + 3 Ruderzüge + 3 Schulterdrücken

2 Burpees + 2 Liegestütze + 2 Ruderzüge + 2 Schulterdrücken

1 Burpee + 1 Liegestütz + 1 Ruderzug + 1 Schulterdrücken

Wie du siehst, macht dieses Training mit dem Konzept „Tritt aufs Gas, bis du nicht mehr kannst und ruh dich aus, bis du wieder kannst" durchaus Sinn. Du machst einfach so lange weiter, bis die Zeit (20 Minuten) abgelaufen ist. Und wenn nötig, legst du ab und zu eine Pause ein.

Eine kurze 5er Aufwärts- oder Abwärtsreihe mit leichten bis mittleren Gewichten und einer anschließenden Ruhephase ist vergleichbar mit einem Sprint ohne Zwischenstopp. Die Reihe kann mit jeder Übung oder mehreren Übungen kombiniert werden.

Mega-Satz (Ganzkörper):
5er Aufwärts- oder Abwärtsreihe

Bizeps Curls auf der Schrägbank + Kurzhantel-Schrägbankdrücken +

Aufstehen & Ausfallschritte (rechtes Bein) + Kurzhantel-Rudern +

Ausfallschritte (linkes Bein) + seitliches Heben

Beginne von vorne

Auswahl des Gewichts:

Die Wahl des Gewichts wird über eine maximale Anzahl von 10 Wiederholungen bezogen auf deine schwächste Übung getroffen. Beispiel: Wenn deine schwächste Übung der Bizeps Curl ist, wählst du ein Gewicht, mit dem du maximal 10 Wiederholungen dieser Übung durchführen kannst.

Sprint-Intervalltraining (HIIT)

In diesen Trainingseinheiten möchte ich, dass du das Training mit maximaler Intensität durchführst, um dich dann so lange wie nötig zu erholen. Die Belastungsphasen sind festgelegt, die Ruhephasen jedoch nicht. Du entscheidest selbst, wie viele Pausen du benötigst und wann du wieder in Aktion treten kannst. Während der Erholungsphase ist es wichtig, dass du dich wirklich erholst, indem du dich in Slow Motion bewegst, bis du dich zu 100 % bereit fühlst, einen weiteren hochintensiven Sprint zu starten.

In diesen Trainingseinheiten konzentrierst du dich auf die Zeit, nicht auf die Intervalle. In 20 Minuten werden so viele Durchgänge wie möglich absolviert. Abhängig von deinem Fitnesslevel kann die Anzahl der Durchgänge von weniger als einem bis hin zu mehreren variieren. Die Anpassung an dein Leistungsvermögen ist wichtig. Du wirst Fortschritte bemerken, wenn du diese Workouts fortsetzt.

Für das Training kannst du ein beliebiges Cardio-Gerät oder auch eine Laufstrecke, Treppe, eine ebene Straße oder Rasenfläche wählen. Diese Workouts können auch zu Hause auf engstem Raum durchgeführt werden: Seilspringen, Kniehebellauf, Hampelmann, Bergsteiger oder jede andere Cardio- oder Gymnastikübung, die das Herz-Kreislauf-System trainiert.

So könnte ein Durchgang aussehen

20	*Sekunden Sprint mit voller Anstrengung und anschließender Erholung in Slow Motion, so lange es nötig ist.*
30	*Sekunden Sprint mit voller Anstrengung und anschließender Erholung in Slow Motion, so lange es nötig ist.*
40	*Sekunden Sprint mit voller Anstrengung und anschließender Erholung in Slow Motion, so lange es nötig ist.*
60	*Sekunden Sprint mit voller Anstrengung und anschließender Erholung in Slow Motion, so lange es nötig ist.*

Wiederhole diese Sequenz innerhalb von 20 Minuten und versuche, so viele Durchgänge wie möglich zu erreichen. Zu Beginn und am Ende des Trainings empfiehlt sich ein kurzes Warm-Up und Cool-Down (ca. 5 Minuten).

Meine Empfehlung

Ich möchte zwei Empfehlungen für Frauen in diesem Lebensabschnitt in Bezug auf Sport und Bewegung geben. Zuerst einmal ist das Gehen wichtiger als das Training. Das gilt wahrscheinlich für alle, aber besonders wichtig ist es für Frauen in den Wechseljahren. Vergiss nicht, dass dein Körper in dieser Phase deines Lebens stärker auf Stress reagiert. Das Gehen ist eine der wenigen Arten von körperlicher Aktivität, die Stress abbauen kann. Bitte unterschätze diesen Teil des Programms nicht. Ich würde es vorziehen, dass du dich an den Diätplan hältst und jeden Tag oder an den meisten Tagen 1 bis 2 Stunden gehst, anstatt hart zu trainieren und dich noch mehr zu stressen. Wenn du feststellst, dass dein Stoffwechsel nicht optimal funktioniert und du dich gestresst fühlst, könnte dies ein Zeichen dafür sein, dass du es mit deinem Training übertrieben hast. Wenn dein Stoffwechsel damit umgehen kann und stabil bleibt, kannst du dein Trainingsvolumen schrittweise erhöhen. Falls dein Stoffwechsel nicht richtig läuft, probiere es nur mit 2 Trainingstagen pro Woche. Danach kannst du sehen, wie sich das auf deinen Stoffwechsel auswirkt.

Prämenopause

Östrogen fluktuierend, Progesteron-Mangel

Spätestens in den Wechseljahren solltest du den Trainingsumfang etwas zurückschrauben – weniger Intensität, Dauer, Häufigkeit. Intensive Workouts sollten so früh wie möglich am Tag angesetzt werden, während am Abend nur entspannende Übungen durchgeführt werden sollten. Achte besonders auf die Aktivitäten oder Übungen, die zum Abbau von Stresshormonen führen. Ich empfehle Yoga, Pilates oder auch neue Trainingsformen wie MovNat oder Animal Flow. Diese sollten dich nicht außer Atem bringen, sondern dich beruhigen und dir ein wohltuendes Gefühl geben. Nicht alle Yogastunden sind gleichermaßen geeignet. Also finde die Klassen, die sich wie ein Nickerchen oder eine Tiefenentspannung anfühlen.

Menopause

Östrogen- und Progesteron-Mangel

In dieser Phase wirst du wahrscheinlich eine Verschiebung der Fettspeicherung rund um die Körpermitte bemerken, auch wenn sich an deiner Ernährung nichts oder wenig geändert hat. Es ist wichtig, dass du nicht versuchst, übermäßig viel Sport zu treiben, um diesem Phänomen entgegenzuwirken. Das würde dich nur noch weiter belasten und die Situation paradoxerweise verschlimmern.

Eine gute Gelegenheit, die du nutzen solltest, ist ein langer Spaziergang von 30 bis 60 Minuten nach deinem Training. Indem du diesen Spaziergang unmittelbar nach dem Training machst, kannst du Cortisol senken und die beim Training freigesetzten Fette noch effektiver verbrennen.

Postmenopause

Östrogen- und Progesteron-Mangel

In der Postmenopause kann der Stoffwechsel in einen Zustand übergehen, in dem ein hohes Verhältnis von Testosteron zu Östrogen vorliegt. Dies kann zu einer Verringerung der Muskelmasse und Knochendichte führen. Aus diesem Grund ist es wichtig, dass du dem Training mit Gewichten besondere Bedeutung beimisst. Gewichte, die schwer genug sind, um deine Muskeln zu beanspruchen. Es gibt verschiedene Möglichkeiten, dies zu tun. So können z. B. die Gewichte, die du während des Trainings verwendest, gesteigert werden (Gewichtsprogression). Du könntest deinen Trainingsplan auch um ein oder zwei separate Trainingseinheiten erweitern. Eine andere Möglichkeit wäre, 7 bis 20 kg in einen Rucksack zu packen und 2- bis 4-mal pro Woche für 60 Minuten mit dieser Last zu gehen. Alle diese Methoden stimulieren den Körper, mehr Muskelmasse aufzubauen und den Fettabbau zu fördern. Gleichzeitig wird das Risiko von Osteoporose, Stürzen und Knochenbrüchen reduziert.

Trainings- und Bewegungsplan (Beispiel)

Montag	Dienstag
Krafttraining	Sprint-Intervalle
Spazierengehen (1 Stunde)	Waldspaziergang (1 Stunde)
heißes Bittersalz-Bad	

Mittwoch	Donnerstag
Spazierengehen (1 Stunde)	Krafttraining
Nickerchen (30 Minuten)	Waldspaziergang (1 Stunde)
	Sauna (30 Minuten)

Freitag	Samstag
Stoffwechsel-Training	Waldspaziergang (1 Stunde)
Spazierengehen (1 Stunde)	Massage (1 Stunde)
	Sauna (30 Minuten)

Sonntag
Zeit mit Freunden / Familie
lustige Filme zum Ablachen*

*Alle Geräte sollten 2 Stunden vor dem Schlafengehen ausgeschaltet werden. Elektronische Geräte wie Smartphones, Fernsehgeräte und Computerbildschirme geben blaues und gelbes Licht ab. Diese können den Melatoninspiegel negativ beeinflussen – das Hormon, das die Einschlafzeit verkürzt und die Tiefe des Schlafs verbessert. Lies ein Buch (mit rotem Licht), meditiere, sauniere in einer Infrarotsauna oder rufe eine Freundin an (ohne auf den Bildschirm zu starren). Begrenze die Nutzung der Geräte, es sei denn, sie erzeugen entspannende Effekte, wie z. B. bei deiner Lieblingssendung oder anderen Unterhaltungsmedien, die dich zum Lachen bringen.

Die richtige Diät finden

Es gibt keine universelle Lösung. Du bist nicht wie jede andere Frau auf dem Planeten. Du bist einzigartig, sowohl in Bezug auf deinen Stoffwechsel, deine Psychologie und deine persönlichen Vorlieben. Um erfolgreich zu sein und zu bleiben, musst du aufhören, an Plänen und Diäten festzuhalten und anfangen, dich selbst zu erforschen. Nur so lässt sich herausfinden, wie sich der Konsum von Kohlenhydraten auf dich auswirkt, im Gegensatz zu deiner Freundin, Mutter oder Schwester.

Mein Ziel ist es, dir die Werkzeuge zur Verfügung zu stellen, die dir helfen, nie wieder eine Diät halten zu müssen. Stattdessen wirst du lernen, dies als eine Reise zu sehen, auf der du bei jedem Schritt auf deinem Weg mehr über deine individuellen Bedürfnisse und Reaktionen erfahren wirst.

Und selbst nachdem du diese einzigartige Methode für dich selbst entwickelt hast, weißt du was? Der Stoffwechsel verändert sich ständig, so dass du dich von Zeit zu Zeit neu einstellen musst. Deshalb ist es so wichtig, zu lernen, wie man seinen Stoffwechsel entschlüsseln kann. Es geht nicht darum, einem bestimmten Plan zu folgen, sondern einen Prozess zu erlernen. Eine Diät zu befolgen ist wie einen Fisch zu bekommen. Mit diesem Konzept lernt man, Fische zu fangen.

Halte dich zunächst an den 3-2-1-Diätplan und den 3-2-1-Trainings- und Bewegungsplan (4-S-Plan, siehe Diätplan und Trainings- und Bewegungsplan). Wenn du dich an die Pläne für 7-14 Tage hältst, aber keine Veränderungen siehst, dich anders fühlst und der Stoffwechsel außer Kontrolle gerät, musst du vielleicht deine Ernährung ein wenig weiter an deine individuellen Bedürfnisse anpassen. So funktioniert es:

Struktur und Flexibilität

Der 4-S-Plan schafft eine gewisse Struktur, aber bald werden deine Versuche und Beobachtungen mehr Flexibilität hervorbringen. Das Ziel ist es, genau herauszufinden, was für dich am besten geeignet ist. Wenn du nach 14 Tagen eine Kombination aus schlechtem Schlaf, starkem Hunger, wechselnder Stimmungslage, schwankender Energie und/oder erhöhtem Verlangen spürst, ist dies ein Zeichen dafür, dass sich deine Stoffwechselhormone noch nicht an die Situation angepasst haben. Jetzt kommt es darauf an, ein wenig Aufmerksamkeit aufzubringen und mit der Feinabstimmung und Anpassung der Methode zu beginnen.

Welche Diät passt zu mir?

Für einen nachhaltigen und dauerhaften Fettabbau sind zwei Faktoren entscheidend: ein ausgeglichener Hormonhaushalt und ein Kaloriendefizit. Es ist dir klar geworden, dass das Zählen von Kalorien kaum oder gar nicht notwendig ist. Eine durchdachte Ernährung, die den hormonellen Ausgleich sicherstellt, führt fast immer zu einer reduzierten Kalorienzufuhr, da der Hunger von selbst abnimmt.

Diejenigen, die an eine Diät-Mentalität gewöhnt sind, werden dies jedoch etwas befremdlich finden. Immerhin kann das Zählen von Kalorien ein besseres Gefühl der Kontrolle vermitteln. Doch wie erhält man eine genaue Einschätzung der hormonellen Situation?

Appetit, Hunger, Energie, Stimmung und Schlaf sind Biofeedback-Hinweise. Hormone beeinflussen diese Empfindungen direkt oder indirekt. Wenn du auf deinen Körper achtest, wirst du verstehen, ob dein Stoffwechsel in Balance ist oder nicht.

AHESS

AHESS ist ein Akronym für Appetit, Hunger, Energie, Stimmung und Schlaf. Während der ersten 7-14 Tage dieses Programms können Schwankungen dieser 5 Parameter auftreten. Das ist völlig normal, da sich der Stoffwechsel an die veränderten Bedingungen anpasst. Diese Empfindungen werden direkt von den Hormonen beeinflusst und geben dir ein Gefühl dafür, ob dein Stoffwechsel im Gleichgewicht ist oder nicht. Indem du diese Biofeedback-Empfindungen kontrollierst, hältst du auch deinen Stoffwechsel intakt.

AHESS unterliegt ständigen Schwankungen, je nachdem, was du isst und wie du lebst. Jedes Mal, wenn sich dein Stoffwechsel-Thermostat neu einstellt, kann dies Auswirkungen auf AHESS haben. Wenn diese Empfindungen intakt sind, weißt du, dass du auf dem richtigen Weg bist. Wenn nicht, ist es ein Frühwarnsignal dafür, dass du dich wieder im Diät-Modus befindest und bald unter den Folgen leiden wirst.

So bewertest du deine Biofeedback-Hinweise

Hunger auf einer Skala von 1 bis 10	*1 = kein Hunger*
	10 = ständiger Hunger
	*Wert sollte **unter** 5 liegen*
Energie auf einer Skala von 1 bis 10	*1 = völlig erschöpft*
	10 = energiegeladen
	*Wert sollte **6 oder mehr** betragen*
Appetit auf einer Skala von 1 bis 10	*1 = kein Appetit*
	10 = lustvoll geprägtes Verlangen
	*Wert sollte **unter** 5 liegen*

Beobachte, wie du dich nach einer Mahlzeit fühlst, von einer Mahlzeit zur nächsten und von einem Tag zum nächsten. Und wie sieht es mit deinem Schlaf und deiner Stimmung aus? Wenn eine der Empfindungen nicht mehr in Schach gehalten wird, bedeutet das, dass dein Stoffwechsel nicht mehr richtig funktioniert. Nach Abschluss dieses Tests wird es möglich sein zu untersuchen, welche Faktoren einen möglichen positiven oder negativen Einfluss auf AHESS haben könnten. Anschließend kannst du Schritte einleiten, um deinen Ansatz zu korrigieren. Dies ist entscheidend für die Gestaltung eines Plans, der auf dich zugeschnitten ist.

Erfolgskontrolle beim Abnehmen

Stoffwechsel stabilisieren

Der erste Schritt, den man in Angriff nehmen sollte, wenn AHESS aus dem Ruder läuft, ist die Erhöhung der Protein-, Ballaststoff- und Wasseraufnahme. Proteine und Gemüse regulieren den Blutzuckerspiegel und halten dich satt. Sie sind kalorienarm und gleichen den Hormonhaushalt aus – genau die richtige Formel für den Fettabbau.

Der nächste Schritt ist die Zugabe von Stärke oder Fett. Zuerst etwas Fett hinzugeben. Wenn dies nicht die gewünschte Wirkung zeigt, Stärke zugeben und auf fettreiche Lebensmittel verzichten. Wenn beides keine Wirkung zeigt, probiere, Fett und Stärke zu kombinieren. Und schließlich könnten auch häufige, kleinere Mahlzeiten eine Lösung sein. Achte darauf, dass zwischen jeder Änderung einige Tage vergehen, damit du Zeit hast, das Ergebnis auszuwerten.

Die Schritte im Überblick

1. *Protein-, Ballaststoff- und Wasser-Anteil der Mahlzeiten erhöhen (z. B. mageres Fleisch und stärkefreies Gemüse).**
2. *Fett zugeben*
3. *Stärke zugeben und Fett weglassen*
4. *Stärke und Fett zugeben*
5. *Zwischen den Mahlzeiten ein oder zwei Snacks essen.*
   - ✓ *Finde deine Puffer-Lebensmittel und setze sie als kleinen Snack ein (siehe **Fehler! Verweisquelle konnte nicht gefunden werden.**).*

*Gemüse und Proteine werden langsamer verdaut. Falls du vermehrte Gasbildung beobachtest, kann es daran liegen, dass die Magensäureproduktion und die Sekretion von Bauchspeicheldrüsenenzymen mit dem Alter (und Stress) sinken. Ein Schuss Essig oder ein schöner grüner Salat vor dem Essen wird das fast immer beheben. Ansonsten ist ein freiverkäufliches Enzympräparat eine gute Investition.

Wie viel von den einzelnen Lebensmitteln solltest du zugeben?

➤ *Proteine und Ballaststoffe: Denkbar wären fünf zusätzliche Bissen (ca. 5 Esslöffel). Das sind etwa 20 Gramm Proteine und etwa eine Tasse Gemüse.*

➤ *Stärke: Drei große Bissen (ca. 3 gehäufte Esslöffel) von stärkehaltigen Lebensmitteln wären denkbar. Das sind etwa eine halbe Tasse oder 15 Gramm.*

➤ *Fett: Denkbar wären ein zusätzlicher Esslöffel bzw. 10 Gramm.*

Vergiss nicht, flexibel zu bleiben und offen für „Trial and Error" zu sein. Es gibt keine wichtigere Fähigkeit als die hier beschriebene, durch die du deinen Stoffwechsel beeinflussen und verbessern kannst.

Die Methode ist zwar sehr nützlich, aber sie kann deinen Fortschritt nicht messen. Des Weiteren musst du auch deine Ergebnisse auswerten. Das Wiegen verrät dir kaum, welche Art von Gewicht du zugenommen oder verloren hast. Du könntest Fett abbauen, aber du auch Muskeln abbauen.

Messen statt Wiegen

Möchtest du wissen, wie viel Körperfett du im Vergleich zu Muskelmasse abgebaut oder zugenommen hast? Sobald sich deine Figur in die Silhouette einer jungen Frau zu verwandeln beginnt, weißt du, dass du das hartnäckige Bauchfett loswerden wirst. Wenn sich deine Apfel- oder Birnenform in eine Sanduhrform verwandelt, dann weißt du, dass du den Kampf gegen die Gewichtszunahme in den Wechseljahren gewinnen wirst. Du brauchst also mehr als nur eine Waage. Du brauchst auch ein Maßband.

Die Messung des Taille-Brust- und des Taille-Hüft-Verhältnisses gibt Aufschluss über den Fortschritt. Eine Frau in den Wechseljahren, die ihren Körper wieder in eine Sanduhr verwandelt, hat unglaubliche Fortschritte gemacht. Es ist wünschenswert, dass das Taille-Hüft-Verhältnis (auch „Birnenpunkt" genannt) symmetrisch zum Taille-Brust-Verhältnis („Apfelpunkt") ist. Beide Werte sollten zwischen 0,6 und 0,9 liegen. Je näher beide Zahlen bei 0,7 und je näher sie beieinander liegen, desto deutlicher ist die Silhouette der Sanduhr wahrnehmbar.

Die Messungen berücksichtigen die individuelle Körperform und -größe aller Frauen. Du könntest übergewichtig sein und trotzdem eine Sanduhr-Figur haben.

Beurteilung

1. *Wenn du Fett verlierst: Behältst du die Silhouette der Sanduhr bei oder entwickelst du dich zu einer Birne oder einem Apfel?*

2. *Wenn du bereits eine Apfel- oder Birnen-Figur hast: Verändert sich deine Figur in eine Sanduhr oder entpuppt sie sich einfach als eine kleinere, markante und gedrungene Apfel- oder Birnenform?*

✗ *Wenn sich dein Birnenpunkt, d.h. das Verhältnis von Taille zu Hüfte, immer weiter von 0,7 in Richtung 0,6 verschiebt, ist dies ein Hinweis darauf, dass du das hartnäckige Fett von Hüfte, Gesäß und Oberschenkeln nicht erreichen und reduzieren wirst.*

✗ *Wenn sich der Apfelpunkt (der Bereich, der während der Menopause am stärksten betroffen ist), d. h. das Verhältnis von Taille zu Brust, von 0,7 in Richtung 0,8 bewegt, ist dies ein Hinweis darauf, dass du das hartnäckige Bauchfett nicht erfolgreich bekämpfen wirst.*

So wird gemessen

Die Messungen sollten immer zur gleichen Tageszeit und unter den gleichen Bedingungen erfolgen. Meine Empfehlung ist es, die Messung als Erstes am Freitagmorgen vor dem Essen oder Trinken vorzunehmen (siehe Kap. Figurtyp-Test – Körperform bestimmen)

Wenn du kein Fett verlierst

Wenn du die Messungen machst und deine Körperform bestimmst, aber kein Fett verlierst, musst du nach den Gründen suchen. Nachfolgend sind die Schritte aufgelistet, die du unternimmst, nachdem du deinen Stoffwechsel (AHESS) stabilisiert hast (siehe Stoffwechsel stabilisieren).

Die Schritte im Überblick

1. *Die Menge an Stärke zu jeder Mahlzeit reduzieren.*
2. *Die gesamte tägliche Zufuhr von Stärke auf nur eine Mahlzeit konzentrieren (am besten zum Frühstück, Abendessen oder nach dem Training).*
3. *Die Menge an Fett reduzieren.*
4. *Die Häufigkeit der Mahlzeiten reduzieren / seltener essen.*
5. *Finde deine Trigger-Lebensmittel (siehe nächste Seite)*
6. *Beginne die Kalorien genau zu kontrollieren.*

Die ersten beiden Schritte sind die wichtigsten. Diese sind auch entscheidend für die Bestimmung der Toleranzgrenze der Kohlenhydrate. Dieser Wert bestimmt die tägliche Menge, Art und Zeitpunkte der zugeführten Kohlenhydrate. Die richtige Menge an Stärke hält den Stoffwechsel stabil und fördert die Fettverbrennung. Ein vollständiger Ausschluss von Kohlenhydraten ist nur dann sinnvoll, wenn AHESS in Schach gehalten werden kann. Nur so wird die Fettverbrennung in Gang gesetzt.

Trigger und Puffer

Trigger-Lebensmittel

Trigger-Lebensmittel sind Lebensmittel, die schlecht verträglich sind, unerwünschte Nebenwirkungen nach dem Verzehr verursachen und schleichend verhindern, dass du Erfolge erzielst. Diese Lebensmittel können unerwünschte Veränderungen des Appetits, des Hungers oder der Energie auslösen („triggern").

So sind beispielsweise künstliche Süßstoffe für manche Menschen als Auslöser bekannt. Sie können den Hunger und den Appetit steigern. Dies ist ein Paradebeispiel dafür, wie ein kalorienfreies Produkt die Biochemie beeinflussen kann. Andere Menschen zeigen jedoch keine Effekte und können sogar von diesen Produkten profitieren. Das Verständnis dafür, wie diese Lebensmittel individuelle Reaktionen auslösen können, ist der entscheidende Erfolgsfaktor.

Dazu gehören z. B. Milchprodukte und Gluten. Beide Lebensmittel können den Stoffwechsel durch einen Immunmechanismus, wie z. B. die autoimmune Schilddrüsenerkrankung (Hashimoto), beeinträchtigen. Milchprodukte können bei bestimmten Menschen auch einfach zu einer übertriebenen Insulinreaktion führen.

Nüsse werden beispielsweise beim Menschen in der Regel über einen ineffizienten Mechanismus verdaut. Dies kann bedeuten, dass die in ihnen enthaltenen Fette den Verdauungstrakt passieren und nicht wirklich aufgenommen werden können. Einige Menschen mit einer effizienteren Verdauung können einen größeren Teil des Fettanteils der Nüsse extrahieren als andere.

Ein weiteres Paradebeispiel für Trigger-Lebensmittel in der Lebensmittelindustrie sind Kombinationen von Fett, Stärke, Zucker oder Salz. Sehr schmackhafte Lebensmittel wie diese veranlassen uns dazu, zu viel von ihnen zu essen. Sie verursachen Veränderungen im Gehirn, was wiederum dazu führt, dass das Verlangen nach diesen Lebensmitteln immer mehr zunimmt.

Außerdem können offenbar auch Gerichte mit einem ausgeprägten Geschmacksprofil Auslöser sein. Gourmets oder Liebhaber kulinarischer Erlebnisse sollten sich darüber im Klaren sein, dass auch diese Auslöser sein können. Je abwechslungsreicher der Geschmack, desto mehr Verlangen und Lust auf Genuss empfinden wir.

Puffer-Lebensmittel

Puffer-Lebensmittel können zwischendurch am Tag oder unter der Woche eingesetzt werden, um kompensatorische Reaktionen in den Griff zu bekommen. Im Gegensatz zu Trigger-Lebensmitteln können sie den Stoffwechsel in Balance halten (siehe auch Snack).

Puffer-Lebensmittel können einfach etwas sein, das sich besonders wohltuend auf die Psyche auswirkt (z. B. 2 Quadrate dunkle Schokolade am Nachmittag, um ein späteres Verlangen nach Süßigkeiten oder Pizza zu vermeiden).

Ein kleiner Puffer-Snack hält dich bei Laune und „puffert" die negativen Auswirkungen des Hungers, des Verlangens oder der Energieschwankungen. Deine Puffer-Snacks zu kennen und sie gezielt einzusetzen, kann ein wichtiger Erfolgsfaktor im Kampf gegen die Gewichtszunahme sein.

Beispiele für Puffer-Lebensmittel: Mineralwasser mit Geschmack, Nussbutter, Salz, Schokolade/Kakao, zuckerfreie Produkte, Nüsse/Samen, fettreiche Lebensmittel (z. B. Avocado/Sauerrahm), Käse, gesalzene fetthaltige Fleischprodukte (Speck, Würstchen u. a.).

Diese Lebensmittel tragen dazu bei, AHESS in Schach zu halten und das Bedürfnis zu befriedigen, zu viel von den falschen Lebensmitteln zu essen. Nicht verwirren lassen. Ein Puffer-Lebensmittel kann oft eine kleine Menge von etwas sein, das in größeren Mengen ein Problem verursachen könnte. Aus diesem Grund gibt es einige Überschneidungen zwischen Puffer- und Trigger-Lebensmitteln. In einigen Fällen kann ein Lebensmittel ein Trigger-Lebensmittel für eine Person und ein Puffer-Lebensmittel für eine andere Person sein (z. B. Nussbutter oder kalorienfreie Süßstoffe).

Bei kalorienfreien Süßstoffen kann die Süßkraft unter Umständen ein Trigger sein. Es wird angenommen, dass die Wirkung auf die Insulinreaktion der cephalischen Phase zurückzuführen ist. Dies ist ein Mechanismus, bei dem der süße Geschmack über die Zunge neurologisch wirkt, um die Insulinsekretion durch die Bauchspeicheldrüse zu induzieren. Der Körper erwartet, dass der Zucker im Blutkreislauf zirkuliert, aber wenn er fehlt, kann er das Gehirn dazu veranlassen, Appetit und Hunger auszulösen. Dieser Mechanismus mag für einige kein Problem sein, aber für andere ist er es.

Wer diese Reaktion nicht bemerkt, kann zuckerfreie Produkte als Puffer-Snack einbauen. Sie verleihen dem Lebensmittel den Geschmack der Süße, nach der du dich sehnst, ohne ein starkes Hungergefühl oder Heißhunger zu verursachen.

Schlank werden mit Konzept

Wenn du bereits schlank, körperlich fit und sportlich bist, ist es durchaus denkbar, die Menge an stärkehaltigen Lebensmitteln zu erhöhen, um die Muskelmasse zu erhalten. Diese Lebensmittel können von Vorteil sein, da du wahrscheinlich sehr empfindlich auf Insulin reagierst. Bei deinem gut funktionierenden Stoffwechsel ist es unwahrscheinlich, dass sich diese Kohlenhydrate in Form von Fett ansammeln. Es könnte sich positiv auf den Muskelaufbau und die Körperformung auswirken.

Wenn dein AHESS nicht mehr richtig beherrscht wird und du das Gefühl hast, etwas mehr Energie zu benötigen, solltest du zunächst einige Kohlenhydrate nach dem Training (z. B. ½ Banane) und später zum Abendessen (z. B. eine Portion Süßkartoffel mit Lachs und Grünkohl) zugeben.

Die vier besten und saubersten Kohlenhydrate finden sich in Hafer, Kartoffeln, Reis (vor allem in braunem Reis) und Süßkartoffeln. In einem ausgewogenen Verhältnis mit einem hohen Anteil an Gemüse und Proteinen sind sie ideal, um den Körper wieder in Form zu bringen und den Bedürfnissen des Körpers gerecht zu werden.

Bei der Bestimmung der Menge ist es ratsam, sich an Bissen zu orientieren. Drei gewöhnliche Bisse (je etwa 1 Esslöffel / 5 g) eines stärkehaltigen Lebensmittels liefern etwa 15 g Kohlenhydrate. So könntest du nach dem Training 3 Bissen Kohlenhydrate (z. B. ½ Banane) und 3 Bissen Kohlenhydrate zu deinem Abendessen hinzufügen (z. B. 3 Bissen von einer gebackenen Süßkartoffel). Die Menge der Kohlenhydrate kann dann durch 3 Bisse (3 Esslöffel oder 15 g) schrittweise erhöht werden, bis der Stoffwechsel wieder im

Gleichgewicht ist.

Nachfolgend sind einige Optionen für Kohlenhydrate/Stärke nach dem Training oder zum Abendessen aufgeführt.

Nach dem Training

Die besten Optionen

- ½ Tasse brauner Reis
- ½ Tasse Haferflocken
- ½ große Süßkartoffel
- ½ Kartoffel

Weitere Alternativen

- ½ Banane als Zusatz zu deinem Smoothie
- ½ Tasse Quinoa
- 1 Tasse schwarze Bohnen
- 1 Tasse Kürbis oder sonstige Stärke

Abendessen

- ½ Tasse brauner Reis
- ½ mittelgroße Backkartoffel
- ½ mittelgroße Süßkartoffel
- ½ Tasse Quinoa

Was aber, wenn ich keine sportliche und trainierte Person bin? Würde die Zugabe von etwas mehr Stärke die bestehenden Schwankungen von AHESS auffangen? Jetzt ist es an der Zeit, mit Schritt 2 fortzufahren.

Wenn AHESS nach 14 Tagen dauerhaft stabil bleibt, dann sind deine Stoffwechselhormone in Balance. Wenn du Fett verlierst, hast du das nötige Kaloriendefizit erreicht. Wenn dies jedoch nicht der Fall ist, könnte es an der Zeit sein, deinen Ansatz zu überdenken. Dazu steht dir eine Methode zur Verfügung, die ich seit Jahren in meiner täglichen Praxis anwende und die ich BUM-Prozess bezeichne. Mit diesem Konzept gibst du die Diät-Mentalität auf und lernst stattdessen, deinen Stoffwechsel aufzuspüren.

Ziel ist ein optimales Zusammenspiel von Sport, Bewegung und Ernährung

B
U
M

Bewerten

Untersuchen

Modifizieren

1. *Bewerte die Ergebnisse anhand von AHESS und deiner Körperform.*
2. *Untersuche die Ergebnisse. War AHESS dauerhaft stabil? Hast du Körperfett an den richtigen Stellen verloren?*
3. *Modifiziere, indem du dir die Frage stellst: Muss ich die Menge an protein-, ballaststoff- und wasserreichen Lebensmitteln erhöhen, um meinen Hunger zu stillen? Oder muss ich etwas mehr Kohlenhydrate zugeben, um mein Verlangen zu stillen?*

Bewerten

Zunächst solltest du deinen Stoffwechsel-Wert (AHESS) anhand der Tracking-Tabelle im Abschnitt Stoffwechsel-Programm ermitteln. Dieser Wert beträgt idealerweise 20 Punkte für jede der 5 Empfindungen, was einer Gesamtpunktzahl von 100 entspricht. Je niedriger deine Punktzahl, desto schlechter arbeitet dein Stoffwechsel.

Nach der Auswertung solltest du überprüfen, ob du Fett abgebaut hast. Der Fettabbau kann festgestellt werden, wenn sich die wöchentliche Körperform-Analyse in die richtige Richtung entwickelt. Dies würde bedeuten, dass die Körperumfänge an bestimmten Stellen des Körpers kleiner werden. Nach einiger Zeit wirst du auch Muskeln in deinen Oberschenkeln, der Brust und anderen Bereichen aufbauen. Schau also in deinem Tracker nach, ob sich die Werte ändern. Daraus lässt sich leicht erkennen, ob du Fett verlierst oder nicht.

Untersuchen

Nun, da du deine Ergebnisse von AHESS und die Daten der Fettabbau-Messung vorliegen hast, ist es an der Zeit, deine Ergebnisse zu untersuchen. Sind die Ergebnisse positiv oder negativ? Bitte beachte, dass es zwei Voraussetzungen für einen nachhaltigen Fettabbau gibt: Ein Kaloriendefizit und ein ausgeglichener Hormonhaushalt.

AHESS gibt einen Einblick in den Hormonhaushalt. Der Fettabbau ermöglicht es dir, einen Überblick über deine Kalorien zu gewinnen. Sobald du weißt, wo du stehst, ist es an der Zeit, Anpassungen vorzunehmen.

Modifizieren

Es gibt vier mögliche Ergebnisse bei der Beurteilung von AHESS und der Messung des Fettabbaus:

1. *AHESS bleibt stabil und du verlierst Körperfett.*
2. *AHESS bleibt stabil, während der Körperfettanteil gleich bleibt oder steigt.*
3. *AHESS ist instabil, aber du verlierst Körperfett.*
4. *AHESS ist instabil und der Körperfettanteil bleibt gleich oder steigt.*

Je nachdem, welches dieser Ergebnisse auf dich zutrifft, solltest du wie folgt vorgehen:

AHESS bleibt stabil und du verlierst Körperfett

Du hast es geschafft, deinen Körper in Form zu bringen! Das hier vorgestellte Konzept hat sich für dich bewährt und du musst keine Änderungen vornehmen. Du hast das Geheimnis deines Stoffwechsels gelöst und dein hartnäckiges Fett effektiv freigesetzt. Jetzt verstehst du, wie dein Stoffwechsel funktioniert. Es mag sein, dass dieses Erfolgserlebnis zufällig zustande kam, aber es kann auch sein, dass dich die Trial-and-Error-Methode in die richtige Richtung geführt hat. Aber vergiss nicht, wie dieser Weg geebnet wurde und welche Faktoren eine Rolle spielten – von der Ernährung über Bewegung und Sport bis hin zum Lebensstil.

Es gibt jedoch zwei kritische Fehler, die viele machen und die es zu vermeiden gilt:

- ✖ Versuche nicht, den Prozess zu beschleunigen, indem du deinen Stoffwechsel in die Höhe treibst – es besteht die Gefahr, dass dein Körper aus diesem harmonischen Zustand herausgeschleudert wird.

- ✖ Fange nicht an, nach einer anderen Lösung zu suchen. Wir Menschen sind komisch. Wenn wir etwas gefunden haben, das uns weiterbringt und funktioniert, hören wir plötzlich auf, es so zu machen. Es sind unsere natürlichen menschlichen Neigungen, das bereits Funktionierende aufzugeben, um die Suche nach einer neuen Möglichkeit fortzusetzen. Sie tun es, ich tue es, und wir alle verrückten Menschen tun es auch. Wenn deine Bemühungen zu Ergebnissen führen, halte dich immer an das, was für dich das Beste ist. Deine Aufgabe ist es jetzt, zu üben, zu üben und weiter zu üben.

AHESS bleibt stabil, während der Körperfettanteil gleich bleibt oder steigt

Eine Seite des Lösungsansatzes wirkt sich positiv auf dich aus, da deine Hormone im Gleichgewicht sind – schließlich bleibt AHESS stabil. Was aber, wenn der Stoffwechsel intakt ist, der Fettabbau aber entweder ausbleibt oder sich sogar in die entgegengesetzte Richtung entwickelt, bis hin zu einer Fettzunahme?

Glücklicherweise ist es nicht so schlimm, wie du vielleicht denkst. Die Tatsache, dass AHESS in Schach gehalten wird, bedeutet, dass dein Stoffwechsel es tolerieren kann, wenn du ihn etwas härter anstößt, ohne dass er übersteuert wird. Es genügt, sich auf die beiden zentralen Bausteine der Ernährung zu konzentrieren, die zu einer höheren Kalorienzufuhr führen und die Hormone aus der Balance bringen können: Fett und Kohlenhydrate. In diesem Zusammenhang möchte ich auf die Schritte hinweisen, die ich mit meinen Kunden vornehme (siehe dazu auch Kap.: „Wenn du kein Fett verlierst"). Bitte beachte jedoch, dass du deine eigenen Versuche machen musst. Es liegt also an dir, deine persönlichen Vorlieben und ein Gefühl für deinen eigenen Körper zu entwickeln.

Die Schritte im Überblick

1. *Die Menge an Stärke zu jeder Mahlzeit reduzieren.*

2. *Die gesamte tägliche Zufuhr von Stärke auf nur eine Mahlzeit konzentrieren (am besten zum Frühstück, Abendessen oder nach dem Training).*

3. *Die Menge an Fett reduzieren.*

4. *Die Häufigkeit der Mahlzeiten reduzieren / seltener essen.*

5. *Finde deine Trigger-Lebensmittel (siehe Trigger-Lebensmittel)*

6. *Beginne die Kalorien genau zu kontrollieren.*

Welcher dieser Schritte in der Praxis funktioniert, ist sehr individuell. Deshalb bitte ich dich, die einzelnen Schritte auszuprobieren. Teste den ersten Schritt für 7 bis 14 Tage, um herauszufinden, ob diese Maßnahme für dich geeignet ist, indem du deinen Stoffwechsel (AHESS) und deinen Fettabbau untersuchst. Wenn diese Maßnahme zum Erfolg führt, hast du die Lösung gefunden. Wenn nicht, fahre mit dem nächsten Schritt fort, und so weiter, bis du herausgefunden hast, was für dich funktioniert.

AHESS ist instabil, aber du verlierst Körperfett

Vielleicht hältst du dieses Ergebnis für wünschenswert, aber es handelt sich um die typische Falle einer Diät. Eine verlockende Situation, weil man einige kurzfristige Erfolge erzielt. Andererseits bedeutet die Tatsache, dass AHESS nicht zu kontrollieren ist, dass der Stoffwechsel kompensatorischen Veränderungen unterliegt, so dass du bald das gleiche Schicksal erleiden wirst wie 95 % der Diätpatienten: den Jo-Jo-Effekt. Wenn du Pech hast, wirst du nach diesen kurzfristigen Erfolgen noch dicker als vorher sein. Und wenn du sehr viel Pech hast, verursachst du Stoffwechselschäden, die dein Gewicht weiter erhöhen und deine Fettpolster hartnäckiger werden lassen. Wenn du seit vielen Jahren auf Diät bist, weißt du genau, wovon ich spreche, und das ist wahrscheinlich der eigentliche Grund, warum du dieses Buch liest. Vor diesem Hintergrund gilt es, den Stoffwechsel (AHESS) wieder auf Vordermann zu bringen.

Nachfolgend sind die Schritte aufgeführt, um AHESS in Schach zu halten und die Jo-Jo-Diätfalle zu vermeiden (siehe auch Kapitel „Stoffwechsel stabilisieren"):

Die Schritte im Überblick

1. *Protein-, Ballaststoff- und Wasser-Anteil der Mahlzeiten erhöhen (z. B. mageres Fleisch und stärkefreies Gemüse).*
2. *Fett zugeben*
3. *Stärke zugeben und Fett weglassen*
4. *Stärke und Fett zugeben*
5. *Zwischen den Mahlzeiten ein oder zwei Snacks essen.*
   - ✓ *Finde deine Puffer-Lebensmittel und setze sie als kleinen Snack ein (siehe **Fehler! Verweisquelle konnte nicht gefunden werden.**).*

Probiere auch hier die Schritte aus, bis du herausgefunden hast, welche für dich geeignet sind. Beginne mit dem ersten Schritt und teste ihn für 7-14 Tage. Schön, wenn diese Änderung greift. Wenn nicht, fahre mit dem zweiten Schritt fort und so weiter. Bitte sei nicht faul. Es ist leicht zu glauben, dass alles in Ordnung ist, wenn man abgenommen und die Figur verbessert hat. Wenn sich der Stoffwechsel jedoch nicht stabilisiert, ist es unmöglich, die Gewichtsabnahme dauerhaft aufrechtzuerhalten. Ich bitte dich, diese Schritte weiterzuführen, um sicherzustellen, dass dein AHESS auf lange Sicht stabil bleibt. Letztendlich ist ein stabiler Stoffwechsel noch wichtiger als der Fettabbau allein.

AHESS ist instabil, aber du verlierst Körperfett

Dies ist zweifellos das denkbar schlechteste Szenario und erfordert ein energisches Eingreifen. Die Gründe dafür sind vielfältig. Die Hauptaufgabe besteht darin, AHESS in Schach zu halten. Dies ist sehr wichtig, zumal ein ausgewogener Hormonhaushalt zur Reduzierung des Körperfettanteils beiträgt. Es ist sinnlos, mit der Fettverbrennung zu beginnen, wenn die Hormone nicht im Gleichgewicht sind. Nur wenn sich die Hormone in einem ausgeglichenen Zustand befinden, so dass sich der Stoffwechsel wieder normalisiert, kann die Fettverbrennung angeregt werden.

Vergiss nicht, einen Schritt nach dem anderen durchzugehen. Der Trick dabei ist, dass oft nur eine größere Menge an Lebensmitteln konsumiert werden muss, die aus Proteinen, Ballaststoffen und Wasser bestehen. Diese Lebensmittel vergrößern das Nahrungsvolumen und reduzieren die tägliche Kalorienzufuhr, indem sie hochkalorische Lebensmittel verdrängen.

Nachfolgend sind die Schritte aufgelistet, die du vornehmen musst, um A-HESS wieder auf Kurs zu bringen (siehe Kap. „Stoffwechsel stabilisieren").

Die Schritte im Überblick

1. *Protein-, Ballaststoff- und Wasser-Anteil der Mahlzeiten erhöhen (z. B. mageres Fleisch und stärkefreies Gemüse).*
2. *Fett zugeben*
3. *Stärke zugeben und Fett weglassen*
4. *Stärke und Fett zugeben*
5. *Zwischen den Mahlzeiten ein oder zwei Snacks essen.*

✓ *Finde deine Puffer-Lebensmittel und setze sie als kleinen Snack ein (siehe **Fehler! Verweisquelle konnte nicht gefunden werden.**).*

Sobald AHESS in Schach gehalten wird, kannst du mit der Fettverbrennung beginnen. Nachfolgend findest du die Schritte, die du ergreifen solltest (siehe auch Kap.: „Wenn du kein Fett verlierst"):

Die Schritte im Überblick

6. *Die Menge an Stärke zu jeder Mahlzeit reduzieren.*
7. *Die gesamte tägliche Zufuhr von Stärke auf nur eine Mahlzeit konzentrieren (am besten zum Frühstück, Abendessen oder nach dem Training).*
8. *Die Menge an Fett reduzieren.*
9. *Die Häufigkeit der Mahlzeiten reduzieren / seltener essen.*
10. *Finde deine Trigger-Lebensmittel (siehe Trigger-Lebensmittel)*
11. *Beginne die Kalorien genau zu kontrollieren.*

Fazit

Die meisten von euch werden in der Lage sein, den Fettverbrennungsmotor automatisch in einen höheren Gang zu schalten, indem sie dem 4-S-Diätplan folgen und ihn mit dem 4-S-Bewegungs- und Trainingsplan verbinden. Für einige von euch kann es jedoch notwendig sein, weitere Nachforschungen anzustellen, um den optimalen Ernährungsplan aufzustellen. Wenn dein A-HESS nicht beherrschbar ist oder du innerhalb von 14 Tagen nach Beginn dieses Programms kein Fett verlierst, solltest du es überdenken und herausfinden, was du ändern musst, um deinen Fettverbrennungsmotor zu aktivieren. Es kann einige Zeit und Anläufe dauern, aber ich weiß, dass du es schaffst.

Stoffwechsel-Programm

Es ist Zeit, mit dem Programm zu beginnen, aber bevor es losgeht, möchte ich dir einen kurzen Überblick geben. Die in diesem Programm beschriebenen Änderungen in Bezug auf Ernährung, Bewegung, Sport und Lebensstil sind entscheidend, um eine Gewichtszunahme in den Wechseljahren zu vermeiden. Nachfolgend sind einige der wichtigsten Kernpunkte dieses Programms aufgeführt.

Diätplan

Um deinen individuellen Mahlzeitenplan aufzustellen, folge diesen Schritten:

1. *Halte dich an die 3-2-1-Diät und den 4-S-Ansatz*
2. *Folge dem BUM-Protokoll*

Zu einem späteren Zeitpunkt kannst du dieses Konzept weiter anpassen, indem du die Ernährung an AHESS bzw. an die individuellen Bedürfnisse deines Stoffwechsels anpasst. Diejenigen, die mit dieser Methode nicht vorankommen, sollten zur 3-2-1-Diät zurückkehren und mit ihr fortfahren.

Bewegungs- und Trainingsplan

Um deinen individuellen Trainingsplan aufzustellen, folge diesen Schritten:

- ✓ *Täglicher Spaziergang von min. 1 Stunde (vorzugsweise in der Natur / im Wald)*
- ✓ *Mindestens einmal pro Woche intensives Training mit Gewichten. Nach Möglichkeit bis zu 3-mal pro Woche (max. 60 Min. Trainingsdauer; am besten unter 30 Minuten)*
- ✓ *Cool Down nach dem Training: Ein gemütlicher Spaziergang von 30 bis 60 Min. Jedes kleines bisschen zählt (selbst 5-10 Min.). Bewege dich und vergiss nicht, dich zu dehnen. Der beste Weg, das Optimum aus deinem Workout herauszuholen, ist ein gemütlicher Spaziergang im Anschluss an das Workout.*
- ✓ *Führe Sprint- bzw. Stoffwechsel-Workouts durch, sofern keine körperlichen Einschränkungen vorliegen (1-2-mal pro Woche)*

Achte auch beim Sport auf AHESS und damit auf die individuellen Bedürfnisse deines Stoffwechsels. Vielleicht musst du ein wenig zurückrudern und den Trainingsumfang und die Intensität der Übungen reduzieren. Vielleicht kannst du deinen Trainingsplan auch ein wenig erweitern, weil du bereits einen gesunden Stoffwechsel hast.

Lebensstil

Ernährung und Sport machen nur 50 % der Gleichung aus. Der Rest betrifft den Umgang mit Stress und Bewegung.

1. *Beginne mit der 3-2-1-Methode (siehe Kapitel Stress)*
2. *Erweitere die R&E-Aktivitäten sukzessive, um deinen Stoffwechsel auf Kurs zu halten (1 oder mehrere pro Tag; mindestens 3 pro Woche)*

Der Lebensstil sollte immer darauf ausgerichtet sein, den Körper so zu programmieren, dass er besser mit Stress umgehen kann. Es gibt so viele verschiedene Aktivitäten, die den Stoffwechselprozess durch Umprogrammieren von Stressreaktionen optimieren.

Tracking der Ergebnisse

Eine weitere wichtige Aufgabe dieses Konzepts ist die Überwachung deiner Ergebnisse. Die Messung deines Fortschritts ist eine der wichtigsten Aufgaben, die du in jedem Gesundheits- oder Fitnessprogramm wahrnehmen solltest.

Warum ist das so wichtig?

Die Überwachung der Ergebnisse ist wichtig, um zu untersuchen, wie sich neue Ernährungs- und Fitnessprogramme auf den Körper auswirken können. Ohne das Aufspüren von Trends ist es sehr schwierig, Muster zu identifizieren, die Informationen darüber liefern, was für dich funktioniert und was nicht.

Das positive Feedback über den Fortschritt ist ein großer Motivationsfaktor, um noch mehr zu erreichen – es wird zu einem Suchtfaktor. Genauer gesagt, gibt es dir einen objektiven Überblick über die Veränderungen, die in dieser Zeit eintreten werden. Das menschliche Gehirn hat eine ungeahnte Fähigkeit zur Selbsttäuschung. Deshalb ist es für uns so wichtig, objektive, zuverlässige Rückmeldungen und die entsprechenden Messwerte zu erfassen. Wir Menschen können uns unglaublich leicht täuschen lassen. Nur mit objektiven Daten und Feedback ist es möglich, dies zu vermeiden. Und genau das bietet dir das Tracking.

Ich habe das immer wieder bei meinen Kunden beobachten können. Nein, ich habe es sogar selbst erlebt. Vielleicht wachst du eines Tages auf und wenn du in den Spiegel schaust, denkst du: „Oh nein, ich sehe dicker aus als je zuvor!". Am nächsten Tag wachst du dann auf der rechten Seite des Bettes auf und denkst: „Wow, ich sehe toll aus! Eigentlich sehe ich ziemlich heiß aus." Tatsache ist, dass sich nichts verändert hat, außer deinen Gefühlen. Die Psyche spielt eine große Rolle bei der Wahrnehmung unseres Körpers. Praktisch jeder kann Fortschritte sehen, aber wie, wo und wann sie sich manifestieren, ist inkonsistent, weshalb wir die psychologische Sichtweise ausklammern.

Das Tracking lässt die Psychologie aus der Gleichung verschwinden und ermöglicht es uns, Entscheidungen über unsere Ernährungs- und Trainingsgewohnheiten auf der Grundlage objektiver Daten zu treffen. Darüber hinaus liefert die Erfolgskontrolle sofort ein sehr motivierendes Feedback über die Fortschritte, die im Verborgenen schlummern, aber noch nicht sichtbar sind. Durch die Verbesserung des Stoffwechsels wird deine körperliche, geistige und allgemeine Gesundheit schnell verbessert. Und je aufmerksamer du diesen Prozess verfolgst, desto mehr positives Feedback erhältst du und motivierter wirst du sein, den Prozess weiterzuentwickeln. Aus diesem Grund möchte ich, dass du deine Ergebnisse im Rahmen dieses Programms nachverfolgst. Am Tag vor Beginn des Programms wirst du deine ersten Messungen vornehmen. Anschließend verfolgst du deine Ergebnisse wöchentlich während der gesamten Dauer des Programms, um zu sehen, wie viel Fortschritte du gemacht hast.

Beispiel

Für eine menstruierende Frau empfehle ich in der Regel eine zusätzliche Mahlzeit und ein wenig mehr Training während der Follikelphase des Zyklus. Das bedeutet allerdings nicht, dass es für jede Frau auf der Welt zum Erfolg führen wird.

Die überwiegende Mehrheit der Frauen wird mit dieser Methode viel Fett verbrennen. Bei einigen könnte dies jedoch zu unerwünschten Veränderungen führen. Es gibt einfach keine Möglichkeit vorherzusagen, was mit deinem Körper passiert, es sei denn, du überwachst deine Ergebnisse.

Das Tracking liefert auch die notwendigen Informationen, um den Diätplan an deine Bedürfnisse anzupassen, unter Verwendung meines in der Anleitung beschriebenen BUM-Protokolls. Aus all diesen Gründen möchte ich, dass du deine ersten Messungen unmittelbar vor Beginn des Programms vornimmst. In den nachfolgenden Tracking-Tabellen bitte unter „Start" die entsprechenden Felder ausfüllen. Am Ende jeder Woche verfolgst du dann deinen Fortschritt und hältst ihn im entsprechenden Feld deiner Tracking-Tabellen fest, so dass du einen Überblick über das Ausmaß der Veränderungen bekommst. Nachfolgend findest du eine genaue Anleitung zum Tracking.

Stoffwechsel-Wert

Der Stoffwechsel-Wert verrät dir, wie gesund dein Stoffwechsel ist. Er ermöglicht eine quantitative Beurteilung der Funktionsfähigkeit aller Stoffwechselprozesse. Dies ist von zentraler Bedeutung, da das Hauptziel dieses Ansatzes darin besteht, den Stoffwechsel neu zu programmieren und damit die Fettverbrennung zu fördern. Um festzustellen, ob du einen gesunden Stoffwechsel hast, musst du einen Blick auf AHESS werfen.

AHESS

APPETIT

HUNGER

ENERGIE

SCHLAF

STIMMUNG

Mit anderen Worten: Es handelt sich um alle Aspekte, die dir am wichtigsten sind. Die Aspekte, die du jeden Tag fühlst und die einen schönen Tag in einen schlechten Tag oder einen schlechten Tag in einen schönen Tag verwandeln können – je nachdem, ob dein AHESS in Schach gehalten wird oder nicht.

AHESS ist eine Reihe der wichtigsten Biofeedback-Signale, die es dir ermöglichen, deinen Hormon- und Stoffwechselhaushalt zu messen. Anstelle eines teuren Labortests, der dir verwirrende Ergebnisse liefert, kann durch die Bestimmung deines AHESS festgestellt werden, wie gut dein Stoffwechsel funktioniert und wo die Störfaktoren liegen könnten. Wenn dein AHESS stabil bleibt, arbeitet dein Körper bei optimaler Leistungsfähigkeit. Wenn AHESS aus der Spur gerät, ist dies ein wichtiges Zeichen dafür, dass du deine Ernährung oder deinen Lebensstil ändern musst. Der Stoffwechsel-Wert gibt dir eine Vorstellung davon, wie effizient deine gesamten biochemischen Prozesse arbeiten. Diese Daten sind notwendig, um einen gesunden Lebensstil zu entwickeln und zu führen, der auf deine Bedürfnisse zugeschnitten ist.

AHESS-Tracker

Nach dem Start des Programms werden die Fragebögen einmal pro Woche durchgearbeitet. Bewerte die einzelnen Symptome wie folgt:

0 = trifft überhaupt nicht zu

1 = trifft kaum zu

2 = trifft teilweise zu

3 = trifft zu

4 = trifft sehr genau zu

Die Ergebnisse werden dann addiert und in das Feld „Zwischensumme" eingetragen. Zur Bestimmung des Stoffwechsel-Wertes (AHESS) werden alle Zwischensummen zusammengezählt und in das entsprechende Feld („Gesamtzahl") eingetragen. Die Gesamtzahl entspricht einer quantitativen Bewertung der Auswirkungen auf deinen Stoffwechsel.

Beispiel

Die Zwischensumme für deinen Appetit ist 18, für deinen Hunger 14, für deine Energie 16, für deinen Schlaf 18 und für deine Stimmung 12.

Deine Gesamtzahl ergibt 78. Die höchstmögliche Punktzahl ist 100, die niedrigste 0.

78 entspricht einem guten Zustand, hat aber durchaus noch Verbesserungspotenzial. Vergiss nicht, diesen Fragebogen unmittelbar vor dem Start des Programms in der Spalte „Start" auszufüllen. Am Ende jeder Woche wird der Fragebogen nochmals durchlaufen und die Ergebnisse in den entsprechenden Spalten eingetragen. Obwohl dieses Programm für 8 Wochen geplant ist, kannst du es gerne fortsetzen, wenn du es für notwendig hältst.

	Start	W 1	W 2	W 3	W 4	W 5	W 6	W 7	W 8

APPETIT

Sobald ich voll bin (oder ein Verlangen befriedigt habe), höre ich ganz einfach auf zu essen.									
Ich erlebe den ganzen Tag über keine Heißhungerattacken.									
Ich gehe mit Stress um, ohne ein Verlangen nach bestimmten Lebensmitteln aufkommen zu lassen.									
Meine Gedanken an das Essen kommen und gehen und ich bin nicht besessen davon, etwas Bestimmtes zu essen.									
Ich habe selten das Verlangen nach Süßigkeiten oder Alkohol, nachdem ich bereits gegessen habe.									
ZWISCHENSUMME									

	Start	W 1	W 2	W 3	W 4	W 5	W 6	W 7	W 8

HUNGER

	Start	W 1	W 2	W 3	W 4	W 5	W 6	W 7	W 8
Ich komme locker 5-6 Stunden aus, ohne hungrig zu werden.									
Nach dem Aufwachen fühle ich mich satt und zufrieden.									
Zwischen den Mahlzeiten fühlt sich mein Magen wohl und beruhigt an.									
Beim Essen werde ich schnell satt und fühle mich noch lange danach gesättigt.									
Mein Hunger ist berechenbar und gleich-bleibend – von Stunde zu Stunde und von Tag zu Tag.									
ZWISCHENSUMME									

	Start	W 1	W 2	W 3	W 4	W 5	W 6	W 7	W 8

ENERGIE

Meine Energie ist den ganzen Tag über und von einem Tag auf den anderen stabil.

Wenn ich erschöpft bin, erhole ich mich nach kurzer Zeit und meine Energie normalisiert sich wieder schnell.

Ich habe immer die Energie, die ich benötige, um genau das zu tun, wozu ich Lust habe.

Ich strotze vor Energie, ohne dabei auf Lebensmittel oder koffeinhaltige Getränke zurückgreifen zu müssen.

Ich kann mich leicht motivieren, bleibe konzentriert und erledige meine Aufgaben ohne Probleme.

ZWISCHENSUMME

	Start	W 1	W 2	W 3	W 4	W 5	W 6	W 7	W 8
SCHLAF									
Es fällt mir leicht einzuschlafen.									
Ich kann die ganze Nacht durchschlafen.									
Ich habe das Gefühl, einen ausreichenden und erholsamen Schlaf zu bekommen.									
Selbst wenn mein Schlaf nicht optimal ist, habe ich noch viel Energie, um durch den Tag zu kommen.									
Wenn ich aufwache, fühle ich mich ausgeruht, munter und energiegeladen.									
ZWISCHENSUMME									

	Start	W 1	W 2	W 3	W 4	W 5	W 6	W 7	W 8

STIMMUNG

	Start	W 1	W 2	W 3	W 4	W 5	W 6	W 7	W 8
Meine Stimmung bleibt den ganzen Tag über stabil und unverändert – vom Morgen, über den Nachmittag bis in die Nacht.									
Ich fühle mich gelassen und entspannt, ohne Sorgen oder Ängste.									
Nach stressigen, bedrücken-den oder schmerzhaften Erleb-nissen gelingt es mir schnell, wieder glücklich und optimis-tisch zu sein.									
Meine Stimmung bleibt von einem Tag auf den anderen vorhersehbar und nahezu gleich.									
Meine Stimmung bleibt unab-hängig von meiner Umgebung (Anblicke, Geräusche, Tempe-ratur, Menschen usw.) gelas-sen und ausgeglichen.									
ZWISCHENSUMME									

	Start	W 1	W 2	W 3	W 4	W 5	W 6	W 7	W 8
STOFFWECHSEL-WERT (AHESS)									
APPETIT (ZS)									
HUNGER (ZS)									
ENERGIE (ZS)									
SCHLAF (ZS)									
STIMMUNG (ZS)									
GESAMTZAHL									

ZS = *Zwischensumme*

Menopause-Wert

Die Menopause ist eine Zeit der hormonellen Schwankungen und Veränderungen. Diese Veränderungen bewirken, dass der Körper auf bestimmte, oft unvorhersehbare Weise reagiert. Es gibt jedoch eine Reihe von Symptomen, unter denen viele Frauen in dieser Lebensphase leiden. Die Ernährungs- und Lebensstiländerungen, die du in diesem Programm vornimmst, werden dazu beitragen, diese Symptome zu reduzieren. Alle Frauen in der Prämenopause, Menopause oder Postmenopause sollten auch die folgenden Symptome einmal pro Woche überprüfen.

Menopause-Tracker

Dieser Test wird einmal pro Woche während des gesamten Programms durchlaufen. Bewerte jedes der Symptome wie folgt:

0 = Symptom tritt nie oder fast nie auf

1 = Symptom tritt gelegentlich auf, aber nicht stark ausgeprägt

2 = Symptom tritt gelegentlich auf und stark ausgeprägt

3 = Symptom tritt häufig auf, aber nicht stark ausgeprägt

4 = Symptom tritt häufig auf und stark ausgeprägt

Symptome	Start	W 1	W 2	W 3	W 4	W 5	W 6	W 7	W 8
Unregelmäßige Perioden									
Vaginale Trockenheit									
Hitzewallungen									
Nachtschweiß									
Schlafstörungen									
Stimmungsschwankungen									
Gewichtszunahme + verlangsamter Stoffwechsel									
dünner werdendes Haar									
trockene Haut									
Verlust der Brustfülle									
Gesamtzahl (0-40)									

Figurtyp-Test – Körperform bestimmen

Der Figurtyp-Test ist eine ausgezeichnete Methode, um Veränderungen der Körperform während des gesamten Programms zu beobachten. Jeder kann Zentimeter verlieren, aber wo man genau Zentimeter verliert, ist von Person zu Person unterschiedlich. Die einfachste Lösung ist also, ein Maßband zu kaufen (ein Schneidermaßband, kein Metallmaßband!) und die verschiedenen Körperbereiche am Tag der Durchführung der anderen Tests zu messen. Wenn du kein Maßband hast, kannst du auch ein Stück Schnur nehmen. Markiere die Stelle beim Messen und ermittle dann die Länge der Schnur mit einem Lineal.

Achte darauf, dass du die Messung unbekleidet mit entspannten Muskeln durchführst. Positioniere das Band bei jeder Messung an der gleichen Stelle, um eine perfekte und einheitliche Messung zu gewährleisten. Vielleicht brauchst du jemanden, der dir dabei hilft. Was die Arme und Oberschenkel betrifft, so brauchst du nur einen zu messen, also entscheide dich einfach für eine Seite.

Körpermaße messen

Hüfte

Halte das Maßband auf einer Seite der Hüfte und wickle es um deine Hinterseite, um die andere Seite der Hüfte und zurück zu dem Punkt, von dem aus du angefangen hast. Achte darauf, dass das Band um die breiteste Stelle deiner Hüfte gelegt wird. Um sicherzustellen, dass sich das Band auf der Rückseite auf gleicher Höhe befindet, sollte die Messung vor dem Spiegel durchgeführt werden.

Taille

Lege das Maßband ca. 1 cm über deinem Bauchnabel (an der schmalsten Stelle deiner Taille), um den Umfang deiner Taille zu messen. Nicht den Bauch einsaugen, da dies die Ergebnisse verfälscht. Achte darauf, auszuatmen und dann zu messen, bevor du erneut einatmest.

Brust

Wickle das Maßband um deine Brüste auf Höhe deiner Brustwarzen. Achte darauf, dass das Maßband parallel zum Boden verläuft.

Oberschenkel

Wähle nur einen Oberschenkel aus. Wickle das Maßband um die breiteste Stelle des Oberschenkels.

Wade

Entscheide dich für eine Körperseite und wickle das Maßband um die breiteste Stelle deiner Wade.

Oberarm

Das Maßband wird um die breiteste Stelle des Oberarms (oberhalb des Ellenbogens) gewickelt.

Unterarm

Das Maßband wird um die breiteste Stelle des Unterarms (unterhalb des Ellenbogens) gewickelt.

Hals

Das Maßband wird um die breiteste Stelle des Halses gewickelt.

Tracking-Tabelle

Trage alle Messergebnisse in die folgende Tabelle ein. Vergiss nicht, deine ersten Messungen kurz vor dem Start des Programms vorzunehmen und sie in der Spalte „Start" einzutragen. Am Ende jeder Woche wiederholst du die Messungen und trägst sie in die entsprechenden Spalten ein.

Umfang (cm) Körperbereich	Start	W 1	W 2	W 3	W 4	W 5	W 6	W 7	W 8
Hüfte									
Taille									
Brust									
Oberschenkel									
Wade									
Oberarm									
Unterarm									
Hals									
Summe									

Apfel- und Birnenpunkt

Untersuchungen zeigen, dass sowohl Frauen als auch Männer bestimmte Körperformen vorziehen.[15] Diese Präferenzen gelten für alle Kulturen. Ob in Nord- und Südamerika, Asien, Europa, Afrika oder Australien – sie sind überall gleich. Auf welche Formen beziehe ich mich? Es handelt sich um die Sanduhrform für Frauen und die V-Form für Männer.

Aus der Forschung wissen wir nicht nur, dass diese Körperformen als die schönsten gelten, sondern auch, dass sie die gesündesten sind.[16] Leider übersieht die Abnehmbranche die Forschung zum Thema Körperform völlig und konzentriert sich stattdessen auf die Gewichtsabnahme.

Es ist wichtig, sich daran zu erinnern, dass man Gewicht verlieren kann, aber nicht zwangsläufig nur Fett verlieren wird. Viele Menschen verlieren auch eine beträchtliche Menge an fettfreier Körpermasse. Das Konzept, weniger zu essen, mehr zu trainieren, kalorienarme Lebensmittel zu konsumieren und Aerobic zu betreiben, kann zwischen 20 und 50 % fettfreies Gewebe verbrennen.

Dies hat Folgen für den Stoffwechsel, da der Grundumsatz (die Energiemenge, die in Ruhe verbrannt wird) stark von den Muskeln beeinflusst wird. Der Muskelabbau während einer Diät ist ein wesentlicher Prädiktor für den Jo-Jo-Effekt und die Überkompensation. Es ist auch einer der Gründe, warum 66 % der Menschen, die diese Diäten halten, dicker sind als vor ihrem Beginn. Das klassische Kalorienzählen verändert nicht unbedingt die Form des Körpers. Jedenfalls nicht in die gewünschte Richtung.

> ➢ *Woher wissen wir, ob wir in die richtige Richtung steuern und die gewünschte Figur erreichen?*

> ➢ *Woher wissen wir, ob die Ergebnisse, die wir erzielen, a) überwiegend aus der Fettverbrennung resultieren und b) die Körperform verändern?*

---

[15] *(Price 2013)*

[16] *(Weeden 2005)*

Für Frauen gibt es 2 Punkte:

Das **Taille-Brust-Verhältnis**, kurz **Apfelpunkt**, und das **Taille-Hüft-Verhältnis**, kurz **Birnenpunkt**.

Eine makellose Sanduhrform weist etwa identische Zahlen auf. Untersuchungen haben gezeigt, dass idealerweise beide Punkte zwischen 0,6 und 0,8 liegen. 0,7 ist nach männlicher und weiblicher Einschätzung das ideale und begehrenswerteste Erscheinungsbild des weiblichen Körpers.[17]

Wenn sich das Taille-Brust- oder das Taille-Hüft-Verhältnis dem Wert 0,8 nähert, ist dies ein Zeichen dafür, dass deine Figur mehr und mehr apfelförmig wird. Dies geschieht bei vielen Frauen nach der Menopause, auch ohne Gewichtsveränderung. Wenn das Taille-Hüft-Verhältnis unter 0,7 fällt und sich 0,6 nähert, wirst du zunehmend birnenförmig. Dies tritt häufig bei jungen Frauen auf, die sich kalorienarm ernähren und zu viel kardiovaskuläres Training betreiben. Mein Ziel ist es, dir zu helfen, diese schöne (ganz zu schweigen von der gesunden) Sanduhr-Figur zu erreichen, indem du Fett verbrennst und gleichzeitig stärker wirst. Um sicherzustellen, dass du in die gewünschte Richtung steuerst, musst du deinen Apfel- und Birnenpunkt berechnen. Dies ist sehr einfach und eine der wichtigsten Messungen, die du als Frau vornehmen kannst, um deinen Fortschritt und deine allgemeine Gesundheit zu beurteilen.

Apfel- und Birnenpunkt-Tracker

Um deinen Apfel- und Birnenpunkt zu berechnen, benötigst du nur deinen Taillen-, Brust- und Hüftumfang aus der Tracking-Tabelle deiner Körpermaße (siehe „Tracking-Tabelle zur Bestimmung der Körperform").

Apfelpunkt

Um deinen Apfelpunkt zu berechnen, dividierst du einfach deinen Taillenumfang durch deinen Brustumfang.

---

[17] *(Platek 2010)*

Beispiel

Der Taillenumfang liegt bei 81 cm und der Brustumfang bei 92 cm.
Der Apfelpunkt beträgt: 81/92 = 0,88

Birnenpunkt

Um deinen Birnenpunkt zu berechnen, dividierst du einfach deinen Taillenumfang durch deinen Hüftumfang.

Beispiel

Der Taillenumfang liegt bei 81 cm und der Hüftumfang bei 92 cm.
Der Birnenpunkt beträgt: 81/100 = 0,81

Notiere dir dann deinen Apfel- und Birnenpunkt in der Tabelle unten. Denke
daran, dass du diese beiden Messwerte benötigst, um dem Wert von 0,7 nä-
herzukommen. Dies ist die ideale Sanduhrform.

Messungen	*Start*	*W 1*	*W 2*	*W 3*	*W 4*	*W 5*	*W 6*	*W 7*	*W 8*
Apfelpunkt *(Taille-Brust-Verhältnis)*									
Birnenpunkt *(Taille-Hüft-Verhältnis)*									
Summe									

Ideale Sanduhrform → *Apfel- und Birnenpunkt* ≈ *0,7*
Apfelform → *Apfel- und Birnenpunkt* > *0,8*
Birnenform → *Birnenpunkt* < *0,6*

Gewicht

Die einfachste und unbedeutendste aller Maßnahmen betrifft letztendlich die Gewichtskontrolle. Dies ist die unwichtigste Messung von allen, zumal viele Menschen seelischen Ballast mit sich herumtragen und zwanghaft an dieser Zahl festhalten. Das Körpergewicht kann je nach Flüssigkeitsaufnahme, gespeicherten Kohlenhydraten (Glykogen), der Tageszeit und vielen anderen Faktoren stark variieren. Viele Frauen müssen sich deshalb nicht aufregen, da diese Fluktuationen völlig normal sind.

Ohne aufwendige Tests zur Bestimmung der Körperzusammensetzung mit einem DEXA-Scan, ist es unmöglich festzustellen, ob sich Fett-, Muskel-, Knochen-, Wasseranteile usw. im Körper verändern. Es genügt daher, das Gewicht nur einmal pro Woche zu wiegen, an dem Tag, an dem du die anderen Messungen vornimmst. Achte darauf, dass du dich immer unmittelbar nach dem Aufstehen ohne Kleidung wiegst.

Gewichts-Tracking-Tabelle

Wiege dich vor dem Start des Programms und trage dein Gewicht in das Feld „Start" ein. Am Ende jeder Woche wiegst du dich erneut und notierst deine Ergebnisse im entsprechenden Feld der Tracking-Tabelle.

	Start	W 1	W 2	W 3	W 4	W 5	W 6	W 7	W 8
Gewicht (kg)									

Bonus-Messung: Kleidertest

Dies ist zweifellos die lustigste Messmethode, die es gibt. Zieh dir deine Lieblingsjeans, dein Lieblingskleid, dein Lieblingsshirt oder -BH oder auch deinen Lieblingsgürtel an.

Achte auf die Passform der einzelnen Kleidungsstücke

❖ *Wie viel Abstand bleibt zwischen Hose und Bauch? Wie bequem sitzt die Hose?*

❖ *Am Gürtel prüfst du, in welchem Loch er festgezogen werden kann.*

❖ *Was das Kleid betrifft, so achte darauf, wie du dich im Kleid fühlst. Wie eng oder locker sitzt es? Ist es körperbetont und eng anliegend?*

❖ *Schnapp dir dann dein Handy oder eine Digitalkamera und mach ein Foto von dir in dem Kleidungsstück.*

Es wirkt kitschig, aber die Unterschiede sind unverkennbar und bleiben in Erinnerung. Erinnere dich daran, dies einmal pro Woche im Laufe des Programms zu tun, um deinen Fortschritt in den nächsten 8 Wochen festzuhalten.

Nahrungsergänzungsmittel

Vitamin C

Vitamin C ist das einzige rezeptfreie Nahrungsergänzungsmittel zur Behandlung von Progesteron-Mangel, dessen Wirksamkeit nachgewiesen ist. Bei 750 mg/Tag erhöht Vitamin C nachweislich das Progesteron bei Frauen mit niedrigem Progesteronspiegel und Störungen der Lutealphase.[18]

Magnesium

Ein Mangel an bestimmten Nährstoffen kann zu einem relativen oder absoluten Östrogen-Überschuss (Östrogendominanz) beitragen. So sind beispielsweise niedrige Magnesiumwerte mit erhöhten Östrogenwerten sowohl bei prämenopausalen als auch bei postmenopausalen Frauen verbunden.[19] Darüber hinaus könnte Magnesium bei Brustkrebspatientinnen Hitzewallungen, Müdigkeit und Stress reduzieren– alles Symptome eines niedrigen Östrogenspiegels.[20]

---

[18] *(Henmi H 2003)*

[19] *(Muneyyirci-Delale O 1998)*

[20] *(Park H 2011)*

Multivitamin

Es sollte ein Präparat sein, das alle wichtigen Vitamine und Mineralien enthält, mit Schwerpunkt auf B-Vitaminen. Es sollte kein Eisen enthalten, es sei denn, bei dir wurde eine Eisenmangelanämie diagnostiziert. Magnesium und Calcium sollten ebenfalls enthalten sein.

Viele ältere Frauen konzentrieren sich immer noch ganz auf Calciumpräparate, obwohl dies bei weitem nicht so sinnvoll ist wie eine gesunde Ernährung mit allen knochenbildenden Nährstoffen wie Magnesium, Calcium, Kalium, Vitamin K usw. Dies kann leicht durch eine Ernährung mit ausreichend Proteinen und einer großen Menge an grünem Gemüse erreicht werden. Angesichts der durch die Wechseljahre bedingten Probleme der Insulinresistenz sollte dieses Präparat auch Insulin-sensibilisierende Nährstoffe wie Chrom, Alpha-Liponsäure (ALA) u. ä. enthalten.

Gesunde Fette

Einer der wichtigsten Aspekte der Zellphysiologie betrifft die Funktion der Zellmembran. Die Zellmembran umgibt jede Zelle im Körper wie eine Haut und trägt die meisten Zellrezeptoren, die mit Hormonen interagieren. Die Qualität und Funktion dieser Membranen steht in direktem Zusammenhang mit der Qualität der von dir aufgenommenen Fette. Damit der Stoffwechsel optimal funktioniert, sind hochwertige Fette unerlässlich. Das bei weitem beste Fett für die Zellmembran ist Fischöl, aber Krillöl könnte vorteilhafter sein, da es Phospholipide enthält, die ein integraler Bestandteil der Zellmembran sind. Um die Zellfunktion, die Signaltransduktion der Hormone und den Stoffwechsel zu optimieren, empfiehlt es sich, zusätzlich Fischöl und/oder Krillöl als Nahrungsergänzung einzunehmen.

Fischöl: 3 bis 6 g pro Tag

Krillöl: 1 bis 3 g pro Tag

Vitamin D

Vitamin D ist eigentlich gar kein Vitamin, sondern ein Hormon. Viele Frauen leiden unter einem schweren Vitamin-D-Mangel. Es ist vielleicht die wichtigste Substanz für die Frauengesundheit im Hinblick auf die Gesundheitsrisiken der Wechseljahre. Vitamin D unterstützt die Gesundheit der Knochen, der Schilddrüse, sensibilisiert den Körper für Insulin und leistet noch viel mehr. Du solltest nicht sofort mit der Nahrungsergänzung beginnen, da es wichtig ist, dass du dich über deine aktuellen Werte informierst.

Nachfolgend findest du einige Richtwerte in Bezug auf die Ist-Werte:

Werte unter 30 ng/ml:	*10.000 IE pro Tag oder mehr (sprich mit deinem Arzt).*
Werte zwischen 30 und 50 ng/ml:	*2.000 IE im Sommer* *5. 000 IE oder mehr im Winter*
Werte über 50 ng/ml:	*2.000 IE nur im Winter*
Konzentrationen von mehr als 100 ng/ml:	*Keine Nahrungsergänzung erforderlich*

Vitamin D hilft dem Körper, Calcium in die Knochen zu transportieren. Neuere Studien haben gezeigt, dass auch Vitamin K ein essenzieller Bestandteil dieses Prozesses ist. Daher könnte auch ein Kombinationspräparat infrage kommen. Bitte konsultiere immer zuerst deinen Hausarzt, bevor du dich für ein Produkt entscheidest.

Mönchspfeffer (Vitex agnus-castus)

Dieses Heilkraut hat eine Wirkung auf den Hypothalamus, so dass eine gesunde Funktion der HPA-Achse und ihre Signalwirkung auf die Eierstöcke wiederhergestellt werden. Auf diese Weise kann Mönchspfeffer einen ausgleichenden Effekt auf den Östrogen- und Progesteronspiegel haben.[21] Zur Behandlung von Wechseljahres- und Menstruationsbeschwerden 200 - 400 mg. Bitte beachte, dass es etwa 4 bis 8 Wochen dauern kann, bis die Wirkung des Mönchspfeffers eintritt.

Di-Indolyl-Methan (DIM)

DIM fördert die Produktion von protektiven Östrogenen und reduziert schlechte Östrogene. Insgesamt reduziert DIM den Östrogen-Überschuss. DIM kommt in der Natur in Kreuzblütlern wie Kohl, Brokkoli, Rosenkohl und Blumenkohl vor.

Kombinationspräparate für die Wechseljahre

Es gibt Kombinationspräparate, die Wechseljahresbeschwerden lindern und zur Verbesserung der Stoffwechselfunktion beitragen können. Es gibt viele Heilkräuter und Vitamine, die den Körper für Insulin sensibilisieren, das Risiko von Krebserkrankungen der weiblichen Geschlechtsorgane verringern und die hormonelle Situation im Körper wieder in Balance bringen.

---

[21] *(Altern 2009)*

Finde ein Produkt, das einige dieser Wirkstoffe enthält

- *Mönchspfeffer (Vitex agnus-castus; standardisiert auf min. 0,5 % Agnuside)*
- *Traubensilberkerze (Actaea racemosa; standardisiert auf 2,5 % Triterpene)*
- *Calcium-D-Glucarat*
- *Indol-3-Carbinol (I3C) und Di-Indolyl-Methan (DIM)*
- *Curcumin (standardisiert auf 95 % Curcuminoide)*

- *Chrysin*
- *Rosmarin-Extrakt*
- *Trans-Resveratrol*
- *Granatapfel-Extrakt*
- *Grüner Tee-Extrakt*
- *Calcium und Magnesium*
- *Vitamin-B-Komplex*
- *Vitamine A, C und E*
- *Aminosäuren*

Mönchspfeffer, Resveratrol und Traubensilberkerze sowie DIM, I3C und Chrysin sind pflanzliche Wirkstoffe für die hormonelle Balance und dem Schutz vor Krebserkrankungen. Calcium-D-Glucarat fördert die Ausscheidung überschüssiger Östrogene. Rosmarin, Resveratrol, Traubenkernextrakt und EGCG aus grünem Tee sorgen für einen antioxidativen Schutz. Vitamin B12, Folsäure und eine Aminosäure namens Methionin können helfen, „gute" Östrogene zu produzieren und die Bildung von „weniger guten" Östrogenen zu reduzieren.

Hormonersatztherapie (HET)

Hormone beeinflussen sich wechselseitig und beeinflussen den Stoffwechsel in vielerlei Hinsicht. Es geht fast nie um das eine oder andere Hormon, sondern darum, wie die ganze Symphonie miteinander harmoniert. Dies ist besonders wichtig für Frauen in den Wechseljahren, da die allgemeine Meinung lautet: „Mit Progesteron und Östrogen wirst du abnehmen."

Die klassische Lösung? Hormonersatztherapie oder HET

In der Praxis habe ich Hunderte von Frauen getroffen, die sich einer HET unterzogen haben. Nach meiner Erfahrung funktioniert es selten so, wie sie es sich vorgestellt haben.

Warum?

Die Hormonersatztherapie unterscheidet zwischen synthetischer und bio-identischer Therapie. Die synthetischen Hormone binden in einigen Geweben stärker und in anderen schwächer an die Östrogen- und Progesteronrezeptoren. Sie sind nicht gerade äquivalent zum körpereigenen Östrogen und Progesteron. Ihre Wirkung kann daher von Frau zu Frau sehr unterschiedlich sein.

Untersuchungen zur HET haben gezeigt, dass sie zu einer leichten Gewichtszunahme führen können. Sie scheinen aber auch einen schlankmachenden Effekt auf die Taille zu haben. Das bedeutet, dass Frauen dazu neigen, ihre

Sanduhr während einer HET etwas besser in Form zu halten, aber letztendlich etwas schwerer werden können. Dies ist vor allem darauf zurückzuführen, dass der Grundumsatz während einer HET erhöht wird, was die meisten Menschen für eine gute Sache halten. Der Stoffwechsel kompensiert jedoch, was dazu führen kann, dass einige Frauen mehr essen.

Wer sich für die HET entscheidet, kann sich mit der Vorstellung anfreunden, die Sanduhr-Figur zu halten. Wahrscheinlich werden auch weniger Anzeichen und Symptome der Wechseljahre auftreten. Allerdings sollte noch mehr Augenmerk auf die Ernährung gelegt werden. Achte dabei besonders auf versteckte Kalorien, allen voran auf Kohlenhydrat. Andernfalls gerät der Stoffwechsel (AHESS) außer Kontrolle und es wird immer schwieriger, Fett abzubauen.

Es ist nichts falsch daran, sich für die HET zu entscheiden, zumal viele der betroffenen Frauen stark unter den Anzeichen und Symptomen leiden. Diese Symptome wiederum erschweren es den Betroffenen, körperlich fit zu bleiben und sich richtig zu ernähren. Die Hormonersatztherapie ist kein Grund zur Sorge. Wenn möglich, sollten bioidentische Hormone angewendet werden. Da sie bioidentisch sind und daher genau wie körpereigenes Östrogen und Progesteron wirken, befürworte ich die Verwendung von bioidentischen Hormonersatzstoffen.

Bioidentische Hormone können einigen definitiv helfen, meiner Meinung nach sind sie wesentlich besser als synthetische Hormone und geben keinen Anlass zur Sorge, wenn der Arzt sie empfiehlt. Achte einfach genau auf dein AHESS, folge dem Programm und es wird dir gut gehen.

Ein Aspekt, der bei der Hormonersatztherapie berücksichtigt werden muss, ist die Tatsache, dass das Östrogen eine besondere Funktion für das Schilddrüsenhormon einnimmt. Bei zu hohem Östrogenspiegel kann das Schilddrüsenhormon seine Wirksamkeit verlieren. Dies hängt damit zusammen, wie es die Proteine verändert, die das Schilddrüsenhormon im Körper transportieren.

Angesichts der Wechselwirkung zwischen Schilddrüse und Östrogenverbindungen sollte vor der Hormonersatztherapie ein Arzt aufgesucht werden, um mögliche Nebenwirkungen auf die Schilddrüse vor der Behandlung zu klären. Ich empfehle dir, deine Schilddrüse vor der Hormonbehandlung auf mögliche Probleme untersuchen zu lassen. Im Falle einer Schilddrüsenunterfunktion ist es sinnvoll, die Schilddrüse während der HET genau überwachen zu lassen.

Verweise

Altern, J. Complement Med, 2009.

Duscha BD, et al. *Effects of exercise training amount and intensity on peak oxygen consumption in middle-age men and women at risk for cardiovascular disease.* 2005.

Ekelund, Ulf, et al. *Does physical activity attenuate, or even eliminate, the detrimental association of sitting time with mortality? A harmonised meta-analysis of data from more than 1 million men and women.* 2016.

Faraut, Brice, et al. *Napping reverses the salivary interleukin-6 and urinary norepinephrine changes induced by sleep restriction.* 2015.

Henmi H, Endo T, Kitajima Y, et al. *Effects of ascorbic acid supplementation on serum progesterone levels in patients with a luteal phase defect.* 2003.

Henson, J., et al. *Associations of objectively measured sedentary behaviour and physical activity with cardiometabolic health.*

2013.

Huynh HK, et al. *Female orgasm but not male ejaculation activates the pituitary. A PET-neuro-imaging study.* 2013.

Imke Janssen, et al. *Testosterone and Visceral Fat in Midlife Women: The Study of Women's Health Across the Nation (SWAN) Fat Patterning Study.* 2010.

K. Uvnäs-Moberg, et al. *Oxytocin, a mediator of anti-stress, well-being, social interaction, growth and healing, Z Psychosom Med Psychother.* 2005.

Karjalainen, Eeva, et al. *Promoting human health through forests: overview and major challenges.* 2010.

Levine, James A., et al. *Non-exercise activity thermogenesis.* 2006.

Martarelli D, et al. *Diaphragmatic Breathing Reduces Exercise-induced Oxidative Stress.* 2009.

Muneyyirci-Delale O, Nacharaju VL, et al. *Sex steroid hormones modulate serum ionized magnesium and calcium levels throughout the menstrual cycles in women.* 1998.

Park H, Parker GL, Boardman CH, et al. *A pilot phase II trial of magnesium supplements to reduce menopausal hot flashes in breast cancer patients.* 2011.

Pawlow LA, et. al. *The impact of abbreviated progressive muscle relaxation on salivary cortisol and salivary immunoglobulin A (sIgA).* 2005.

Platek, et al. *Optimal waist-to-hip ratios in women activate neural reward centers in men. .* 2010.

Price, et al. *Body shape preferences: associations with rater body shape and sociosexuality.* . 2013.

Rapaport MH, et al. *A Preliminary Study of the Effects of a Single Session of Swedish Massage on Hypothalamic-Pituitary-Adrenal and Immune Function in Normal Individuals.* 2010.

Sofer S, Eliraz A, et al. *Greater weight loss and hormonal changes after 6 months diet with carbohydrates eaten mostly at dinner.* 2011.

Weeden, et. al. *Physical attractiveness and health in Western societies: a review. Psychological Bulletin.* . 2005 .

Young, Deborah Rohm, et al. *Sedentary behavior and cardiovascular morbidity and mortality: a science advisory from the American Heart Association.* 2016.

Haftungsausschluss

Das Buch ist nach bestem Wissen und Gewissen verfasst worden. Die Inhalte wurden mit großer Sorgfalt geprüft und aufbereitet. Eine Garantie oder Gewähr für die Vollständigkeit, Richtigkeit und Aktualität der Inhalte kann jedoch nicht übernommen werden. Die Inhalte dieses Buches stellen die persönliche Erfahrung und Meinung des Autors dar. Die Inhalte dürfen nicht mit medizinischer Hilfe verwechselt werden. Dieses Buch dient nur zu Informationszwecken und kann keine ärztliche Beratung oder Diagnose ersetzen. Für eine individuelle Diagnose und eine Therapie wende dich an deinen behandelnden Arzt, bevor du versuchst, dich selbst zu behandeln. Es wird keine rechtliche Verantwortung oder Haftung übernommen, die sich aus kontraproduktiven Handlungen oder aus Fehlern des Lesers ergäben. Eine Haftung für Personen-, Sach- und Vermögensschäden ist daher ausgeschlossen. Eine Erfolgsgarantie kann auch nicht ausgesprochen werden. Der Autor übernimmt daher keine Verantwortung für das Nicht-Erreichen der im Buch beschriebenen Ziele.

Impressum

Über die Autorin

Alina Koch blickt auf eine langjährige Erfahrung als Gesundheitscoach zurück. Sie ist spezialisiert auf die Arbeit mit Frauen, die Schwierigkeiten beim Abnehmen haben. Die von ihr entwickelten und bewährten Strategien basieren auf wichtigen Richtlinien für eine ganzheitliche Ernährung und Lebensweise. Das Ziel ist es, Frauen dabei zu helfen, ihr Gewicht zu kontrollieren und ihre Weiblichkeit, Gesundheit und Vitalität zurückzugewinnen. „Eine intuitive Ernährung macht Diäten überflüssig, wenn wir lernen, die Sprache unseres Körpers zu verstehen."

Zu ihrem Tätigkeitsbereich gehören Ernährung, Fitness und Nahrungsergänzungsmittel. Eine ihrer Kernkompetenzen ist die Erforschung von Hormonen und Stoffwechsel. In den letzten Jahren konnte sie vielen Frauen mit Stoffwechselproblemen helfen, Gewicht zu verlieren. Der Schwerpunkt liegt zunächst auf Lebensstiländerungen und natürlichen Lösungsansätzen.

www.ingramcontent.com/pod-product-compliance
Lightning Source LLC
Chambersburg PA
CBHW072203280526
45788CB00002B/850